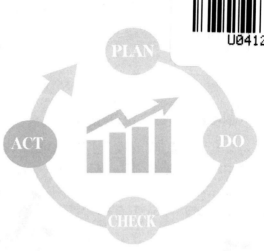
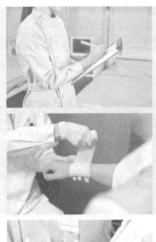

护理质量管理
临床实践手册

组织编写　常德市第一人民医院
主编　｜　童丽　陈剑琴　黄琼

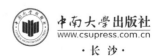
·长沙·

图书在版编目(CIP)数据

护理质量管理临床实践手册／常德市第一人民医院组织编写；童丽，陈剑琴，黄琼主编. —长沙：中南大学出版社，2023.8

ISBN 978-7-5487-5395-7

Ⅰ.①护… Ⅱ.①常… ②童… ③陈… ④黄… Ⅲ.①护理－质量管理－手册 Ⅳ.①R47-62

中国国家版本馆 CIP 数据核字(2023)第 101812 号

护理质量管理临床实践手册
HULI ZHILIANG GUANLI LINCHUANG SHIJIAN SHOUCE

常德市第一人民医院 组织编写
童丽 陈剑琴 黄琼 主编

□出 版 人	吴湘华		
□责任编辑	李娴		
□责任印制	唐曦		
□出版发行	中南大学出版社		
	社址：长沙市麓山南路	邮编：410083	
	发行科电话：0731-88876770	传真：0731-88710482	
□印 装	长沙市宏发印刷有限公司		
□开 本	787 mm×1092 mm 1/16	□印张 15	□字数 381 千字
□版 次	2023 年 8 月第 1 版	□印次 2023 年 8 月第 1 次印刷	
□书 号	ISBN 978-7-5487-5395-7		
□定 价	58.00 元		

图书出现印装问题，请与经销商调换

编委会

◇ **组织编写**

常德市第一人民医院

◇ **主　审**

雷光锋

◇ **主　编**

童　丽　陈剑琴　黄　琼

◇ **副主编**

尹明祥　王　惠　胡宇红　张兆宪　杨　雪
邹冬梅　代　俊　沈金华

◇ **编　委**（以姓氏笔画为序）

丁广湘　卜亚兰　伍南臻　刘　艳　刘　斌
杨　建　杨　琼　杨冬梅　李小波　李宗娟
吴　艳　吴　慧　吴亚平　吴菊英　宋惠平
张文群　张可萌　张雪晴　陈拥军　金　蓉
周　波　胡雪琴　钟景梅　徐春玲　唐　华
唐艳丽　黄　芳　黄秋慧　盛黎明　蒋　艳
程　钢　曾　梅

前 言

护理质量是指护理工作者为患者提供护理技术和护理服务的效果和程度,是护理过程中的客观表现,是衡量护理管理水平、护理业务技术水平和工作效果的重要标识。加强护理质量管理,提高护理服务质量及患者满意度是护理管理的中心任务,也是医院工作的主要目标。随着医药卫生改革的深化,"优质护理示范服务工程"的全面展开,确保患者得到优质、安全、满意的护理服务显得尤为重要。

编者根据护理质量管理的规范要求,结合长期的临床护理管理经验编写了《护理质量管理临床实践手册》一书,内容包括护理质量管理体系、基础护理质量敏感指标、专科护理质量敏感指标、基础护理质量管理评价标准、专科护理质量管理评价标准、临床护理高风险警示六大部分内容,并以文字、列表等形式列出。通过多年的数据收集、分析和反馈,广泛听取医疗、护理管理者及使用者意见和建议,不断修正和完善,本书最终达成了目前的统一,可供广大护理工作者和医护服务管理者参考使用。

由于编写人员的知识水平和收集查阅的资料有限,并且医学模式和现代护理学的发展日新月异,书中存在缺点、疏漏在所难免,恳请广大护理同仁给予批评指正。

编 者
2023 年 2 月于常德

目 录

第一章　护理质量管理体系 …………………………………………………… 1

 第一节　护理质量管理组织架构　1
  一、成立质量管理组织机构　1
  二、成立医院护理与安全质量管理委员会　1
 第二节　护理质量控制管理模式　2
  一、三级护理质量控制管理模式　2
  二、专科护理质量控制管理模式　2
 第三节　护理质量管理方法　3
  一、医院护理与安全质量管理委员会质量控制管理　3
  二、护理部–科护士长–护士长质量控制管理　3
  三、护理部–专科护理小组–科室护理质量控制组管理　4
  四、护理质量管理信息系统　5

第二章　基础护理质量敏感指标 ……………………………………………… 7

第三章　专科护理质量敏感指标 ……………………………………………… 9

 第一节　急危重症护理质量敏感指标　9
 第二节　神经外科护理质量敏感指标　10
 第三节　乳腺外科护理质量敏感指标　11
 第四节　普外科护理质量敏感指标　12

第五节	心胸血管外科护理质量敏感指标	14
第六节	泌尿外科护理质量敏感指标	16
第七节	骨科护理质量敏感指标	17
第八节	五官科护理质量敏感指标	19
第九节	皮肤科护理质量敏感指标	20
第十节	口腔科护理质量敏感指标	20
第十一节	烧伤整形科护理质量敏感指标	21
第十二节	神经内科护理质量敏感指标	22
第十三节	呼吸内科护理质量敏感指标	22
第十四节	心血管内科护理质量敏感指标	24
第十五节	消化内科护理质量敏感指标	25
第十六节	内分泌科护理质量敏感指标	25
第十七节	肾病内科护理质量敏感指标	26
第十八节	血液肿瘤科护理质量敏感指标	27
第十九节	中西医结合科护理质量敏感指标	28
第二十节	感染科护理质量敏感指标	28
第二十一节	康复科护理质量敏感指标	29
第二十二节	老年科护理质量敏感指标	31
第二十三节	儿科护理质量敏感指标	32
第二十四节	妇产科护理质量敏感指标	32
第二十五节	手术室护理质量敏感指标	33
第二十六节	介入手术室护理质量敏感指标	34

第四章 护理质量管理评价标准 ……………………………………… 36

第一节	晨晚间护理质量评价标准	36
第二节	基础护理和危重患者护理评价标准	38
第三节	分级护理质量评价标准	40
第四节	围手术期护理质量评价标准	42
第五节	护理安全质量评价标准	45
第六节	节假日期间护理安全质量评价标准	47
第七节	病房药品管理质量评价标准	49

第八节　消毒隔离评价标准　51
　　第九节　护士素质评价标准　54
　　第十节　护理文书质量评价标准　57

第五章　专科护理质量管理体系与评价标准　60

　　第一节　气道管理护理质量评价标准　60
　　第二节　康复护理质量评价标准　62
　　第三节　管道护理质量评价标准　67
　　第四节　糖尿病专科护理质量评价标准　71
　　第五节　老年护理质量评价标准　75
　　第六节　VTE 院内防治护理质量评价标准　80
　　第七节　血管通路护理质量评价标准　83
　　第八节　压力性损伤、失禁管理护理质量评价标准　87
　　第九节　防跌倒坠床护理质量评价标准　90
　　第十节　护理人文关怀质量评价标准　92

第六章　临床护理高风险警示　96

　　第一节　专科护理高风险警示　96
　　　一、急危重症护理高风险警示　96
　　　二、神经外科护理高风险警示　102
　　　三、普外科护理高风险警示　108
　　　四、心胸血管外科护理高风险警示　112
　　　五、泌尿外科护理高风险警示　117
　　　六、骨科护理高风险警示　121
　　　七、五官科护理高风险警示　125
　　　八、皮肤性病科护理高风险警示　130
　　　九、烧伤整形科护理高风险警示　133
　　　十、神经内科护理高风险警示　135
　　　十一、呼吸内科护理高风险警示　141
　　　十二、心血管内科护理高风险警示　144
　　　十三、消化内科护理高风险警示　147

十四、内分泌科护理高风险警示　　149

　　十五、风湿免疫科护理高风险警示　　152

　　十六、肾病内科护理高风险警示　　154

　　十七、血液肿瘤科护理高风险警示　　160

　　十八、感染科护理高风险警示　　168

　　十九、儿科护理高风险警示　　171

　　二十、妇产科护理高风险警示　　180

　第二节　管道护理高风险警示　　188

　第三节　仪器设备使用高风险警示　　196

附　录　　202

　附录一　临床重点专科护理建设项目评估标准　　202

　附录二　湖南省优质护理服务评价细则　　208

　附录三　湖南省三级医院评审清单(护理质量保障与持续改进)　　223

参考文献　　227

第一章

护理质量管理体系

护理质量是护理管理工作的核心，也是护理管理工作的重点。护理质量管理是提高护理管理水平的关键，护理质量不仅取决于护理人员的素质和技术水平，而且依赖于护理质量管理方法。随着优质护理服务的推进，护理质量管理在夯实基础护理的同时，更加注重专科护理服务能力的提升，注重患者在专业照顾中快速康复、护士在提供专业照顾中体现价值。护理质量管理体系是医院质量管理体系的一部分，是确保实现护理目标，促进护理质量持续提高的重要手段。

第一节 护理质量管理组织架构

一、成立质量管理组织机构

健全的质量管理组织机构是保证护理质量持续提高的关键。目前，规模较大的医院护理质量控制系统实行护理部-科护士长-护士长三级护理管理，充分发挥各级护理管理人员的职能，并成立了相应的组织机构，使临床护理质量从组织机构上得以保证。

二、成立医院护理与安全质量管理委员会

由分管院长、医院质量管理办公室主任、护理部主任及副主任、医院感染科主任、护理部质量控制员、相关科室护士长组成医院护理质量与安全管理委员会，负责医院各项护理质量标准、护理常规、技术操作规范的制订，审核护理部年度护理质量控制方案、计划、质量分析报告及医院护理不良事件的分析讨论及定性处理等。医院护理质量与安全管理委员会下设优质护理(基础护理、专科护理、护理管理)、病区管理、护理安全、护理文书、医院感染控制、满意度调查、护理科研与新技术、护士职业礼仪及特殊科室等质量控制组。

第二节 护理质量控制管理模式

一、三级护理质量控制管理模式

采取护理部-科护士长-护士长质量控制管理模式对全院护理质量进行全面管理，重点对跌倒、管路滑脱等护理高风险患者管理及本市护理质量控制中心要求的质量控制项目（如优质护理、病区管理、护理安全、护理文书、医院感染控制、满意度调查及特殊科室等）进行质量控制检查，质量控制组成员由护理部主任、科护士长及护士长组成。护理部负责制订全院护理质量控制方案、质量控制计划并组织实施；依据全院科室情况划分为片区，科护士长（专职管理人员，岗位归属于护理部）对其分管片区进行质量计划的制订，并组织质量管理监控；科室护士长负责科室护理质量控制计划的制订及组织落实。

三级护理质量控制管理模式的建立，通过对护理单元划分片区，实行片区科护士长督导管理制，护理部不再成为问题解决的一个集中点，有了更多的时间和精力对全院所有科室进行统筹管理和规划、督导片区科护士长的履职，实现全程和精细化管理，从全局对全院护理质量进行监督与把控，有效促进护理质量管理流程的优化、制度的改进。另外，护理部-科护士长-护士长质量控制管理模式的重点在于对常规护理管理（如病区管理、基础护理）工作进行督导检查，参与质量控制人员为管理经验丰富的护士长。

二、专科护理质量控制管理模式

护理部-专科护理小组-科室护理质量控制组管理模式，该模式重点对全院基于专科特点的护理专项质量进行定期检查与评价。

1. 护理部

护理部组织设立多个专科护理小组，包括静脉治疗组、伤口造口与失禁组、康复护理组、老年护理组、心理护理组、管道组、深静脉血栓预防组、气道管理组、糖尿病专科组等。

2. 护理专业学组

每个学组设组长1名，副组长1名，秘书1名，成员若干。学组成员为各科室选派的业务骨干，均经过护理部讨论通过并正式下发文件予以资质确认，为学组在全院顺利开展工作明确了职责和权益，各学组组长在护理部的指导下带领其成员开展工作。护理专业学组定位为本专业的开拓者、科研者、培训者及指导者。主要职责：循证制订专科护理指引，规范临床专科护理行为；开展护理质量控制、护理会诊，解决临床疑难护理问题；拓展护理服务内涵，开设专科护理门诊；负责本专业的质量控制，提高专科护理质量。医院伤口造口与失禁、静脉治疗、跌倒/坠床预防、气道管理、深静脉血栓预防等院级护理专项质量检查由相应专业学组承担。

3.科室护理质量控制组

成员由各科室专业骨干组成，根据护理部要求及科室质量控制计划对本科室质量进行管理。

护理部-专科护理小组-科室护理质量控制组管理模式侧重于专科护理专项质量检查与评价，参与质量控制人员为相关专业业务能力强的专科护理小组成员，两种模式的管理，职能清晰，质量控制内容具体明确，发挥了参与质量控制人员的管理特长及能力，管理更加科学、规范。

第三节 护理质量管理方法

一、医院护理与安全质量管理委员会质量控制管理

医院护理质量与安全管理委员会每年向医院质量管理办公室提交质量管理提案，审核年度护理质量控制方案，组织开展护理质量持续改进专项工作。根据本市护理质量控制中心护理质量评价标准，结合医院具体情况，医院护理质量与安全管理委员会每年对护理质量评价标准等进行修订，对全院护理人员进行标准解读，要求人人熟悉标准、执行规范。每季度对全院护理不良事件及护理质量管理相关问题进行分析、讨论，提出改进意见，从系统上加强管理及修正，持续质量改进。医院护理质量与安全管理委员会完善医院综合风险评估系统，包括入院评估、疼痛评估、心理评估、跌倒/坠床、管路滑脱、压力性损伤、危重患者预警等风险评估及防范规范。建立住院患者护理风险预警控制体系，对高危患者实施护理部-科护士长-护士长三级跟踪管理。

二、护理部-科护士长-护士长质量控制管理

每季度根据护理部质量控制计划完成优质护理（基础护理、专科护理、护理管理）、病区管理、护理安全、护理文书、医院感染控制、满意度调查及特殊科室等全院质量控制检查。

1.护理部

（1）设立日间督查制度：对全院护理单元日常督导，2次/周。参照《湖南省优质护理服务评价细则》《三级医院评审标准实施细则（2022版）》，梳理与护理质量控制相关评审指标及标准。通过梳理，确定护理综合风险评估、分级护理、查对制度、专项管理（每年全院至少确定1个持续改进项目）等条目为日常督查项目。制订护理部督查计划，每月完成所有条目质量督查。在日常督导中，由护理部主任、科护士长带领各片区科室护士长应用追踪管理方法对各护理单元护理服务全过程进行巡查。

（2）设立护理总值班制、护士长夜查房及周末节假日督查制度：加强节假日、夜班时段护理质量管理与监控，体现全程管理。

（3）对全院高危风险（跌倒、压力性损伤、管理滑脱）患者及护理不良事件，护理部专人全面、全程追踪管理。

（4）护理部主任或副主任每月参加由分管院长组织的医护联合查房2次，对各临床科室劳动纪律、服务态度、诊疗护理常规及操作规程等执行情况进行督导。

（5）每月召开护士长会议，通报护理质量检查、护理部日间督查等情况，听取各护士长的改进措施及相关问题的反馈处理情况，做到持续改进。

（6）定期召开全院护士大会，进行护理质量分析评价、风险预警及各专科护理新知识培训等。

（7）每季度对科室上报质量数据、不良事件进行分类汇总，形成护理质量与安全分析报告，为医院护理质量管理委员会讨论、各护理单元警示教育等提供依据。

2. 科护士长

各片区科护士长依据岗位职责及要求对分管科室进行护理质量重点巡查与督导，对薄弱环节及重点科室进行重点跟踪和定位管理。本片区高危风险住院患者管理每周跟踪至少2次，对护理风险评估及措施落实情况给予指导。组织片区护理质量控制组，对本片区护理工作质量进行抽查。组织召开本片区护理教学、业务查房、微课比赛等业务培训。每月参与各科室护理缺陷分析讨论、护士长会议，进行质量分析及护理不良事件预警。

3. 护士长

护士长全面负责科室护理质量管理，详细制订科室护理质量控制计划。熟悉科室危重、高危风险患者，根据护士层级、患者病情等合理动态排班，指导科室护理人员的各项工作。组织科室护理疑难病例讨论、护理查房、专科护理培训考核。本科室高危风险患者管理每天进行跟踪检查、评价与指导。每半年对科室护理质量管理工作进行全面分析，提交科室护理质量工作报告到护理部。

三、护理部-专科护理小组-科室护理质量控制组管理

1. 护理部

下设多个专科护理小组，安排相应专科护理小组每月对伤口造口与失禁、静脉治疗等进行专项质量检查。每半年至少1次组织各专科护理小组召开会议，对开展的工作及存在的问题进行讨论及改进。组织安排护理人员按计划参加各专科护理小组的专题讲座及工作坊等相关培训。

2. 护理专业学组

除承担院级护理专项质量检查之外，参与日常质量管理，如伤口造口与失禁专业组负责推动全院伤口造口与失禁规范化管理工作开展，制订医院伤口造口与失禁护理工作手册、规范伤口造口与失禁评估、处置、观察、记录，开展规范化培训，负责全院压力性损伤、慢性伤口的会诊和处理等，参与伤口造口与失禁患者多学科会诊、患者居家服务等；心理护理组负责全院住院心理异常患者管理规范的制定及完善，对严重心理异常患者给予会诊、追踪评价，开展心灵关怀服务等；静脉治疗组建立集束化中心静脉置管技术管理，由专业小组全面承担PICC置管、全院导管维护质量管理等工作。

3. 科室护理质量控制组

各科室建立护理质量与安全控制小组，制订科室质量控制计划并组织实施，负责科室护理质量与安全的自查与整改。每月开展科室质量控制讨论1次，针对护理部、片区及各专科小组检查中提出的问题进行分析整改。定期对科室护理不良事件及安全管理工作进行分析，针对性提出改进意见并督导科室护理人员执行。每年根据护理部的要求并结合科室质量管理实际情况，对薄弱质量控制项目进行专项质量改进。护理质量不仅取决于护理质量方法的有效程度，也依赖于护士群体质量意识和质量监控的参与，护士参与质量管理是提升护理质量的关键所在。因此，应在原来的三级护理质量管理基础上，增加临床护理人员参与院级质量控制及科室质量管理，提高护士全面参与质量管理的意识，增强质量管理的效能。

四、护理质量管理信息系统

1. 质量管理工作台

建立护理部-片区-科室三级管理体系，并采取一、二、三级质量控制对护理质量和安全实施评估。工作台可充分展示登录人员全部质量管理工作及每项工作的当前状态，并可显示各级质控任务的已完成数、待完成数及工作总数；且能够直观地查看登录人员参与各项护理质量考评标准的当前状态及得分。

2. 质控计划（P）

质控计划由一、二、三级质控组长根据各级护理质量管理工作方案建立质控工作任务并下发给质控人员，包括质控计划名称、质控检查频次、质控计划周期、质控人员、检查范围和检查表单，并可实时查看质控计划的完成情况。

3. 质量检查（D）

质量检查包括质控检查和检查结果查询两个模块。

（1）质控检查：质控人员在接受质控任务后实施检查，护理质量考核标准均设置被查的患者及护士，且分别与NIS智能护理系统和护理人力资源系统对接，质控人员只需录入被查患者住院号和被查护士工号，相关详细信息即可自动获取保存。界面显示已结构化的护理质量考核扣分标准，质控人员只需进行勾选。

（2）检查结果查询：根据三级管理体系进行权限设置，各层级质控组长可对该质控层级的所有护理质量考评标准的考核结果进行查看、撤销、修改、复制和删除，对进行中、未检查、未开始、超时未完成和已完成的护理质量考评标准进行实时管控。

4. 质量分析（C）

质量分析包括质控结果分析和质量改进计划两个模块。

（1）质控结果分析：可形成护理质量改进书，运用鱼骨图对考核结果突出问题进行原因分析，寻找重要因素，制定改进计划与措施。

（2）质量改进计划：该模块仅对三级质控和二级质控开放，三级质控和二级质控组长筛选重点或高频问题，提出整改要点，确定责任人，下发书面整改通知。

5. 质量改进（A）

质量改进包括上级检查整改、质量改进评价和质控讨论会议记录三个模块。

(1)上级检查整改：该模块为质量改进计划后的流程，一级质控组长对三级质控和二级质控组长下发的整改要点进行原因分析，制定整改措施，针对整改情况进行自我评价后提交二级质控组长。

(2)质量改进评价：二级质控组长对于一级质控组长提交的整改情况进行实地追踪后进行评价，并提交给三级质控。三级质控组长对于一级质控组长和二级质控组长提交的整改和追踪反馈情况进行再次追踪后评价，体现护理三级管理体系。

(3)质控讨论会议记录：系统自行导入当月三级质控、二级质控和一级质控存在问题，按质控级别、表单、频次进行汇总，各层级组长组织讨论分析，确定要因和整改措施，并定期对整改情况进行评价；三级质控组长和二级质控组长可对各科室质控讨论会进行查阅审核。

6. 质量统计

质量统计包括护理问题反馈书、护理质量分析报告、护理质量反馈汇总表、统计分析四个模块。

(1)护理问题反馈书：可根据层级权限查看书面整改和及时整改的内容。

(2)护理质量分析报告：可根据层级权限查看书面整改项目、原因分析、整改措施和评价结果。

(3)护理质量反馈汇总表：可根据层级权限筛选一定时间内各护理质量考核结果的平均分和合格率。

(4)统计分析：包括科室综合成效统计、表单扣分问题的统计、表单综合成效统计、计划完成情况统计、抽检合格情况统计、被查护士层级统计和指标完成情况统计等模块。可对存在问题的频次、被查护士层级占比、无菌物品抽检合格率及护理质量管理指标实际值与目标值对比等进行统计，并采用柱状图、饼图和柏拉图等质量管理工具进行分析。

7. 系统设置

系统设置包括组织结构设置、检查表单设置和质控组设置三个模块。

(1)组织结构设置：系统管理员可对三级质控、二级质控和一级质控人员，质控范围和组织结构名称进行新增和修改。

(2)检查表单设置：系统管理员可对护理质量考核评价表名称、分类、检查类型、计算方式、总分、合格分及版本号进行新增和修改，同时可查看已停用和修改的表单。

(3)质控组设置：系统管理员可对医院护理质控组进行新增和修改。

第二章

基础护理质量敏感指标

序号	指标类型	指标名称	评价方法
1	结构指标	床护比	统计周期内提供护理服务的单位实际开放床位数与配备的执业护士人数之比
2		护患比	统计周期内在班责任护士人数与其照护的住院患者数量之比
3		每住院患者24 h平均护理时数	统计周期内执业护士实际上班小时数与患者实际占用床日数的比例
4		不同级别护士配置	统计周期内某级别护士人数占护士总人数的比例
5		护士执业环境测评	护士执业环境是指促进或制约护理专业实践的组织因素,包括护士工作的物理环境和组织环境
6		护士离职率	统计周期内护士离职人数与护士总数的比例
7		护士锐器伤发生率	统计周期内护士在执业过程中发生锐器伤害的例次数与护士总数的比例
8	过程指标	身体约束率	统计周期内住院患者约束使用天数占住院患者总天数的比例
9	结果指标	院内压力性损伤发生率	统计周期内住院患者压力性损伤新发例数与住院患者总数的比例
10		患者非计划性拔管发生率	统计周期内住院患者发生导管非计划性拔管例次数占该导管留置总天数的比例

续表

序号	指标类型	指标名称	评价方法
11	结果指标	住院患者跌倒发生率	统计周期内住院患者发生跌倒例次数(包括造成或未造成伤害)与同期住院患者实际占用床日数的千分比
12		给药错误发生率	统计周期内护士在给药过程中发生的差错例次数与住院患者总人数的比例
13		导管相关性尿路感染发生率	统计周期内留置导尿管相关性尿路感染发生例次数与导尿管留置总日数的比例
14		中心静脉导管相关性血流感染发生率	统计周期内中心静脉导管相关性血流感染发生例次与中心静脉导管留置总日数的比例
15		呼吸机相关性肺炎发生率	统计周期内呼吸机相关性肺炎发生例次数与患者使用人工气道进行机械通气总日数的比例

第三章

专科护理质量敏感指标

第一节 急危重症护理质量敏感指标

序号	指标类型	指标名称	评价方法
1	结构指标	抢救设备、物品和药品完好率	抢救设备、物品、药品完好数/设备、物品、药品基数×100% 备注：随机抽查急救设备、物品、药品合格件数及完好的数量占调查周期内各急救设备、物品、药品总数量的百分比
2	过程指标	1、2级患者静脉通路建立时间≤5 min	
3		首次洗胃时间中位数≤20 min	患者从接诊到洗胃的平均时间
4		患者交接规范执行率	统计周期内规范交接患者例数/同期患者总例数×100%
5		反流误吸干预有效率	统计周期内反流误吸干预有效患者例数/同期反流误吸患者总例数×100%

续表

序号	指标类型	指标名称	评价方法
6	结果指标	转运不良事件发生率	同期患者转运不良事件发生例数/统计周期内患者转运总例次×100%
7		预检分诊符合率	同期预检分诊结果与病情符合例数/统计周期内预检分诊总例数×100%
8		严重创伤患者保温措施实施率	同期实施保温措施创伤严重度评分>16的创伤患者人数/统计周期内创伤严重度评分>16的创伤患者人数×100%
9		非计划性气管导管拔管率	同期气管导管拔管例次数/统计周期内气管导管留置总日数×1000‰
10		呼吸机相关性肺炎发生率	同期呼吸机相关性肺炎发生例数/统计周期内患者使用有创机械通气总日数×100%
11		压力性损伤发生率	住院后新出现压力性损伤者人数/住院时间超过24 h的患者数×100%
12		跌倒/坠床发生率	同期患者跌倒/坠床发生总次数/统计周期内住院患者总床日数×1000‰

第二节 神经外科护理质量敏感指标

序号	指标类型	指标名称	评价方法
1	过程指标	喂养管输注速度正确率	周期内喂养管输注速度正确人数/同期留置喂养管患者总人数×100%
2		营养评估正确率	周期内营养评估正确人数/同期患者接受评估总人数×100%
3		格拉斯哥评分正确率	周期内准确完成格拉斯哥评分人数/同期患者总人数×100%
4		良肢位摆放合格率	周期内准确肢体摆放患者合格人数/同期患者总人数×100%
5		床头抬高30°~45°的依从率	周期内患者床头抬高符合要求人数/同期患者统计总人数×100%
6		确认喂养管位置的执行率	周期内确认喂养管位置的执行人数/同期留置喂养管患者总人数×100%

续表

序号	指标类型	指标名称	评价方法
7	结果指标	康复措施落实率	周期内康复措施落实人数/同期患者总人数×100%
8		误吸发生率	周期内误吸发生人数/同期患者总人数×100%
9		脑脊液引流管护理措施规范落实率	周期内患者脑脊液引流管护理措施规范落实人数/同期留置脑脊液引流管总人数×100%

第三节 乳腺外科护理质量敏感指标

序号	指标类型	指标名称	评价方法
1	过程指标	患肢早期功能锻炼知识知晓率	统计周期内术后知晓早期患肢功能锻炼知识的患者例数/同期内手术患者总人数×100% 备注：通过统计周期内床旁提问获取
2		淋巴水肿预防措施知晓率	统计周期内知晓淋巴水肿预防措施的术后患者例数/同期手术患者总人数×100% 备注：通过统计周期内床旁提问获取
3		术后引流管护理缺陷发生率	统计周期内术后发生引流管护理缺陷的患者例数/同期术后携引流管的患者总人数×100% 备注：通过统计周期内床旁观察获取，引流管护理缺陷包括：堵管、脱管、感染、腋下引流管放置不当、未及时拔管
4	结果指标	患肢淋巴水肿发生率	统计周期内术后发生淋巴水肿的患者例数/同期内手术患者总人数×100% 备注：通过统计周期内臂围测量法获取
5		患者早期功能锻炼依从率	统计周期内早期功能锻炼患者例数/同期需功能锻炼患者总人数×100% 备注：通过统计周期内床旁询问、患者示范获取

第四节 普外科护理质量敏感指标

序号	指标类型	指标名称	评价方法
1	结构指标	护患比	科室护士在岗人数/患者总人数
2	过程指标	术前ERAS配合知晓率(%)	腹部手术患者知晓术前ERAS配合内容的人数/手术患者总人数×100% 备注：入院后2 d掌握术前ERAS配合知识宣教的患者人数
3		术前预康复锻炼落实率(%)	腹部手术患者完成术前预康复锻炼的人数/腹部手术患者总人数×100% 备注：腹部患者术前预康复锻炼是指患者术前每日下床步行活动>1 h，深呼吸练习100次/天
4		术前营养风险评估率(%)	腹部手术患者完成术前营养风险评估人数/腹部手术患者总人数×100% 备注：腹部手术患者术前营养风险评估是指患者入院24 h内完成NRS-2002评估
5		高危营养风险患者ONS落实率(%)	NRS-2002评分≥3分的腹部手术患者术前口服营养干预计划落实人数/存在营养风险的腹部手术患者总人数×100% 备注：术前营养计划落实是指对存在营养风险(NRS-2002评分≥3分)的患者于腹部手术前制定营养干预计划并落实
6		术后早期开放饮水落实率(%)	腹部手术患者术后6 h开始完成饮水总人数/腹部手术患者总人数×100% 备注：腹部手术患者术后早期开放饮水是指患者术后6 h开始能完成30 mL/h进水
7		术后早期下床活动落实率(%)	腹部手术患者术后早期活动达标人数/腹部手术患者总人数×100% 备注：腹部手术患者术后早期活动是指患者在手术后24 h内下床步行活动，每天步行时间≥1 h
8		术后24 h尿管拔除率(%)	腹部手术患者术后24 h内拔除导尿管未再次留置者/腹部手术患者总人数×100%

续表

序号	指标类型	指标名称	评价方法
9	过程指标	护士专科技能合格率	考核合格人次/护士总考核人次×100% 备注：每个月对所有护理工作者展开专科考核，理论、操作考核分别为1次、2次
10		导管感染及堵管发生率	患者导管感染及堵管出现例数/同期住院患者总数×100% 备注：通过病历及护理质量每日核查表发现导管感染及堵管发生例数，从医院信息系统中查询同期住院患者总数量，多管路患者相同时间发生导管感染及堵管计为1例
11		术后导管脱落及非计划拔管发生率	患者术后导管脱落及意外拔管例次数/统计周期内导管留置总日数×1000‰
12		围手术期健康知识了解率	围手术期患者健康教育知晓度得分之和/健康调查问卷总分数×100% 备注：将围手术期健康知识调查问卷发给出院患者，请其如实填写
13		围手术期错误用药发生率	错误用药发生例数/同期住院患者总人数×100% 备注：基于护理质量每日核查表发现错误用药的发生例数，通过医院信息系统查询同期住院患者总人数
14		手术相关护理风险发生率	护理风险事件发生例数/同期住院患者总人数×100% 备注：将当日发生的此类风险事件的例数记录于护理质量每日核查表中
15		术后康复活动执行率	患者康复活动执行人数/同期住院患者人数×100% 备注：随机抽查所有患者，同一个患者多次执行康复活动计为1例
16		疼痛评分准确率	患者疼痛评分准确人数/同期住院患者总人数×100% 备注：对术后患者运用视觉模拟评分，由患者对自身的疼痛指数作出判定，通过医院信息系统查询同期住院患者总人数

续表

序号	指标类型	指标名称	评价方法
17	结果指标	术前禁饮时间	患者术前进食清流质结束后至手术麻醉开始时间
18		术后急性疼痛发生率(%)	腹部手术患者术后急性疼痛发生人数/腹部手术患者总人数×100% **备注**：医护人员对腹部手术患者术后3 d内采用"多模式镇痛"的管理方案后，患者术后仍感觉疼痛，疼痛评分≥4分
19		术后48 h肠功能恢复率(%)	腹部手术患者术后48 h肠功能恢复人数/腹部手术患者总人数×100% **备注**：腹部患者术后48 h内出现自主肛门排气，无腹痛酸胀者
20		术后恶心呕吐发生率(%)	腹部手术患者术后2d内发生恶心呕吐总人数/腹部手术患者总人数×100%

第五节 心胸血管外科护理质量敏感指标

序号	指标类型	指标名称	评价方法
1	结构指标	肺康复训练知识培训落实率	护士实际接受培训次数/应进行培训总次数×100% **备注**：档案记录收集法（培训记录）
2		护理人员肺康复训练知识考核合格率	肺康复知识考核合格的护士人数/接受考核的护士总人数×100%
3		振动排痰机的使用率	使用振动排痰机的患者人数/接受心胸血管外科手术患者总人数×100%
4		呼吸功能训练器的使用率	使用呼吸功能训练器的患者例数/接受心胸血管外科手术患者总例数×100%

续表

序号	指标类型	指标名称	评价方法
5	过程指标	术前气道管理危险因素评估落实率	接受术前气道管理危险因素评估的患者例数/接受心胸血管外科手术患者总例数×100% **备注**：档案记录收集法（医院信息管理系统、病历记录）
6		术前肺功能评估落实率	接受术前肺功能评估的患者例数/接受心胸血管外科手术患者总例数×100% **备注**：档案记录收集法（医院信息管理系统、病历记录）
7		术前戒烟达标率	术前戒烟2周以上的患者例数/接受心胸血管外科手术患者总例数×100% **备注**：档案记录收集法（医院信息管理系统、病历记录）
8		雾化吸入执行规范率	正确规范进行雾化吸入的操作次数/雾化吸入的操作总次数×100%
9		腹式呼吸训练规范率	正确规范进行腹式呼吸训练的次数/腹式呼吸训练的总次数×100%
10		缩唇呼吸训练规范率	正确规范进行缩唇呼吸训练的次数/缩唇呼吸训练的总次数×100%
11		有效咳嗽、咳痰训练规范率	正确规范进行有效咳嗽、咳痰的次数/有效咳嗽、咳痰的总次数×100%
12		体位引流训练规范率	正确规范进行体位引流的次数/体位引流的总次数×100%
13		胸背部叩击训练规范率	正确进行规范胸背部叩击的次数/胸背部叩击的总次数×100%
14		呼吸训练器应用规范率	规范应用呼吸训练器的患者例数/接受心胸血管外科手术患者总例数×100%
15		运动耐力训练达标率（如爬楼梯、功率自行车）	肢体肌肉运动耐力训练达标的患者例数/接受心胸血管外科手术患者总例数100%
16		呼吸功能训练时机达标率（雾化/镇痛药物达血药浓度高峰时）	正确及时进行呼吸功能训练的患者例数/接受心胸血管外科手术患者总例数×100%

续表

序号	指标类型	指标名称	评价方法
17	过程指标	氧疗技术规范执行率	正确规范进行氧疗技术的次数/氧疗总次数×100%
18		吸痰技术规范执行率	正确规范进行吸痰的次数/人工吸痰总次数×100%
19		疼痛管理达标率	正确规范进行疼痛管理的患者例数/接受心胸血管外科手术患者总例数×100%
20		首次下床时间达标率	术后首次下床时间达标的患者例数/接受心胸血管外科手术患者总例数×100%
21		早期活动达标率	术后早期活动时间达标的患者例数/接受心胸血管外科手术患者总例数×100%
22		口腔护理达标率	正确规范进行口腔护理的患者例数/接受心胸血管外科手术患者总例数×100%
23		患者健康宣教达标率	正确规范进行健康宣教的患者例数/接受心胸血管外科手术患者总例数×100%
24		血糖控制达标率	正确规范进行血糖控制的患者例数/接受心胸血管外科手术患者总例数×100%
25		抬高床头落实率	术后抬高床头30°以上的患者例数/接受心胸血管外科手术患者总例数×100%

第六节 泌尿外科护理质量敏感指标

序号	指标类型	指标名称	评价方法
1	过程指标	术前准备合格率	术前准备合格患者数/被调查患者总数×100% **备注**：现场考核，1次/周
2		麻醉护理合格率	麻醉护理合格患者数/被调查患者总数×100%
3		持续膀胱冲洗合格率	持续膀胱冲洗合格患者数/被调查患者总数×100%
4		管道护理合格率	管道护理合格患者数/被调查患者总数×100%
5		膀胱冲洗并发症（尿管堵塞、膀胱痉挛）识别及时率	统计周期内及时发现膀胱冲洗并发症患者例数/同期发生膀胱冲洗并发症患者总例数×100%

续表

序号	指标类型	指标名称	评价方法
6	过程指标	应急措施到位率	应急措施合格患者数/被调查患者总人数×100%
7	过程指标	疼痛评分准确率	患者疼痛评分准确例数/同期住院患者总例数×100% **备注**：对患者运用视觉模拟评分，由患者对自身的疼痛指数作出判定，通过医院信息系统查询同期住院患者的总人数
8	过程指标	术后康复活动执行率	患者康复活动执行例数/同期住院患者例数×100%
9	结果指标	尿路感染发生率	统计周期内留置导尿管相关性尿路感染发生例次数/同期导尿管留置总日数×1000‰
10	结果指标	健康教育知晓率	患者健康教育知晓度得分之和/健康调查问卷总分数×100%

第七节 骨科护理质量敏感指标

序号	指标类型	指标名称	评价方法
1	过程指标	局部或患肢血循环评估正确率	抽查血液循环评估正确的人数/抽查总人数×100% **备注**：通过现场抽查责任护士及抽查病历资料获取，内容包括能够正确识别高风险患者；评估局部或患肢组织皮温、皮肤颜色，毛细血管充盈、肿胀、动脉搏动；评估内容、频率、方法、时机正确，与实际相符；并能分析归纳，及时发现是否有血液循环障碍
2	过程指标	神经评估正确率	抽查运动(肌力)、感觉评估正确的人数/抽查总人数×100% **备注**：通过现场抽查责任护士及抽查病历资料获取。内容包括能够正确识别高风险患者；评估四肢肌力、感觉；内容、频率、方法、时机正确，与实际相符；并能分析归纳，及时发现是否有运动、感觉障碍及肌力感觉异常

续表

序号	指标类型	指标名称	评价方法
3	过程指标	疼痛评估正确率	排查疼痛评估正确的例数/抽查总例数×100% 备注：内容包括疼痛评估内容、方法和结果的准确性，护士进行疼痛评估时是否包括评估日期、时间、部位、疼痛评分、持续时间，睡眠影响情况、处理措施、不良反应等内容；能否准确使用由数字评定量表、词语描述量表和修订版面部表情疼痛量表三者合并制成的"简易疼痛评估尺"；疼痛评估结果是否准确
4		体位护理合格率	抽查体位舒适安全或体位转移安全的例数/抽查总例数×100% 备注：内容包括能够根据情况选择合适的体位枕。体位枕高度符合病情需要；体位摆放符合病情需要，利于康复(功能位/治疗位)；体位转移过程方法正确、安全(过床、翻身、大小便、卧位站位转换、站位坐位转换、行走等)
5		康复行为训练正确率	抽查康复行为训练有效的例数/抽查总例数×100% 备注：内容包括根据病情适时进行功能指导；行为训练的内容、方法、时机正确；辅助器材选择合适，规格合适；辅助器材、康复理疗仪器、被动运动仪器使用的方法、时机正确
6		外固定并发症发生率	发生外固定并发症例数/外固定患者总例数×100% 备注：石膏固定并发症包括压力性损伤、神经损伤、骨筋膜室综合征、肢端血运障碍等并发症；牵引并发症包括无效牵引、骨牵引移位、牵引针孔感染、外固定架感染等
7		深静脉血栓发生率	深静脉血栓发生例数/患者总例数×100%
8		呼吸道梗阻发生率	呼吸道梗阻发生例数/当日高风险患者总例数×100%

第八节 五官科护理质量敏感指标

序号	指标类型	指标名称	评价方法
1	结构指标	五官科疾病相关知识培训合格率	五官科疾病相关知识考核合格次数/护士实际接受培训总次数×100%
2		五官科护理操作技术考核合格率	五官科护理操作技术考核合格次数/护士实际接受培训总次数×100%
3	过程指标	患者滴药措施规范执行率	统计周期内滴药措施规范执行患者例次数/同期滴药患者总例次数×100%
4		患者冲洗措施完全执行率	统计周期内冲洗措施完全执行患者例次数/同期冲洗患者总例次数×100%
5		患者术前体位训练护理措施完全执行率	统计周期内术前体位训练护理措施完全执行患者例次数/同期术前体位训练患者总例次数×100%
6		患者术后特殊体位措施正确执行率	统计周期内术后特殊体位措施正确执行患者例次数/同期术后需特殊体位患者总例次数×100%
7		因气管套管痰痂阻塞导致的呼吸困难发生率	周期内因气管套管痰痂阻塞导致呼吸困难发生人数/同期气管套管住院患者总人数×100%
8		眼部感染性疾病床边隔离合格率	统计周期内眼部感染性疾病床边隔离完全执行患者例次数/同期眼部感染性疾病住院患者总人数×100%
9	结果指标	住院患者碰伤/撞伤发生率	统计周期内碰伤/撞伤发生人数/同期五官科住院患者总人数×100%
10		五官科专科护理操作并发症发生率	统计周期内操作并发症发生人数/同期接受五官科专科护理操作总人数×100%
11		患者健康教育知晓率	统计周期内健康宣教知晓人数/同期患者接受宣教总人数×100%

第九节　皮肤科护理质量敏感指标

序号	指标类型	指标名称	评价方法
1	结构指标	皮肤损害患者皮肤护理措施执行率	统计周期内皮肤损害患者皮肤护理措施执行例数/同期皮损患者总数×100%
2		光疗操作并发症发生率	统计周期内光疗操作并发症发生人数/同期接受光疗操作总人数×100%
3		皮肤湿敷护理措施正确执行率	统计周期内皮肤湿敷护理措施正确执行患者例次数/同期皮肤湿敷护理患者总例次数×100%
4	结果指标	激素治疗后感染发生率	统计周期内激素治疗后发生感染患者例数/同期接受激素治疗患者总数×100%
5		激素口服时间正确率	统计周期内口服激素时间正确患者例数/同期口服激素治疗患者总人数×100%

第十节　口腔科护理质量敏感指标

序号	指标类型	指标名称	评价方法
1	结构指标	四手操作椅位开展率	开展四手操作椅位数/统计周期内科室开放椅位数×100%
2	过程指标	器械、物品一人一用执行率	器械、物品一人一用执行次数/统计周期内监测总次数×100%
3		牙椅管道冲洗消毒执行率	牙椅管道冲洗消毒执行次数/统计周期内监测总次数×100%
4		患者防护措施执行率	患者防护措施执行次数/统计周期内监测总次数×100% 备注：患者防护措施包括口围、治疗巾等

第十一节　烧伤整形科护理质量敏感指标

序号	指标类型	指标名称	评价方法
1	过程指标	翻身床操作规范执行率	正确规范操作翻身床的次数/使用翻身床的总次数×100%
2		悬浮床操作规范执行率	正确规范操作悬浮床的次数/使用悬浮床的总次数×100%
3		患者液体管理重点护理措施规范执行率	统计周期内液体管理重点护理措施规范执行患者次数/同期液体管理患者总例次数×100%
4		因气管套管痰痂阻塞导致的呼吸困难发生率	统计周期内因气管套管痰痂阻塞导致的呼吸困难发生人数/同期气管套管住院患者总人数×100%
5		床边隔离措施合格率	统计周期内床边隔离措施完全执行患者次数/同期住院患者总人数×100%
6		雾化吸入执行规范率	正确规范进行雾化吸入的操作次数/雾化吸入的操作总次数×100%
7		吸痰技术规范执行率	正确规范进行吸痰的次数/人工吸痰的总次数×100%
8		良肢位摆放合格率	统计周期内准确肢体摆放患者合格人数/同期患者总人数×100%
9	结果指标	远红外治疗仪操作并发症发生率	统计周期内接受远红外治疗仪操作发生并发症人数/同期接受远红外治疗仪操作总人数×100%

第十二节 神经内科护理质量敏感指标

序号	指标类型	指标名称	评价方法
1	过程指标	吞咽障碍发生率	周期内吞咽障碍发生人数/同期患者接受评估总人数×100%
2		早期(24~48 h)营养支持率	统计周期内营养支持落实人数/同期患者需要支持总人数×100%
3		格拉斯哥昏迷指数评估率	统计周期内准确完成患者意识评估人数/同期患者总人数×100%
4		良肢位摆放合格率	统计周期内准确肢体摆放患者合格人数/同期患者总人数×100%
5		患者按时服药依从率	统计周期内患者按时完成用药人数/同期患者统计总人数×100%
6		健康教育知晓率	统计周期内健康宣教知晓人数/同期患者接受宣教总人数×100%
7		康复措施落实率	统计周期内康复措施落实人数/同期患者内总人数×100%
8	结果指标	并发症发生率	统计周期内具体并发症发生人数/同期接受评估总人数×100%
9		卒中患者随访措施落实率	统计周期内卒中患者随访措施落实人数/同期计划随访卒中患者总人数×100%

第十三节 呼吸内科护理质量敏感指标

序号	指标类型	指标名称	评价方法
1	过程指标	肺康复训练知识培训落实率	护士实际接受培训次数/应进行培训总次数×100% **备注**：档案记录收集法(培训记录)

续表

序号	指标类型	指标名称	评价方法
2	过程指标	护理人员肺康复训练知识考核合格率	肺康复知识考核合格的护士例数/接受考核的总护士例数×100%
3		雾化吸入执行规范率	正确规范进行雾化吸入的操作次数/雾化吸入的操作总次数×100%
4		肺功能评估落实率	统计周期内具体接受肺功能评估的患者例数/同期住院患者总例数×100% 备注：档案记录收集法（医院信息管理系统、病历记录）
5		腹式呼吸训练规范率	正确规范进行腹式呼吸训练的次数/腹式呼吸训练的总次数×100%
6		缩唇呼吸训练规范率	正确规范进行缩唇呼吸训练的次数/缩唇呼吸训练的总次数×100%
7		有效咳嗽、咳痰训练规范率	正确规范进行有效咳嗽、咳痰的次数/有效咳嗽、咳痰的总次数×100%
8		体位引流训练规范率	正确规范进行体位引流的次数/体位引流的总次数×100%
9		胸背部叩击训练规范率	正确进行规范胸背部叩击的次数/胸背部叩击的总次数×100%
10		呼吸训练器应用规范率	规范应用呼吸训练器的患者例数/呼吸训练器应用患者总例数×100%
11		运动耐力训练达标率（如爬楼梯、功率自行车）	肢体肌肉运动耐力训练达标的患者例数/运动耐力训练患者总例数×100%
12		氧疗技术规范执行率	正确规范进行氧疗技术的次数/氧疗的总次数×100%
13		吸痰技术规范执行率	正确规范进行吸痰的次数/人工吸痰的总次数×100%

第十四节 心血管内科护理质量敏感指标

序号	指标类型	指标名称	评价方法
1	过程指标	急性心力衰竭患者容量管理重点护理措施规范执行率	统计周期内急性心力衰竭容量管理重点护理措施规范执行患者例数/同期急性心力衰竭患者总例数×100%
2		血管活性药物规范使用执行率	统计周期内血管活性药物规范使用患者例数/同期使用血管活性药物患者总例数×100%
3		急性STEMI患者自确诊10 min内服用负荷量双抗药物治疗率	统计周期内急性STEMI确诊10 min内服用负荷量双抗药物患者例数/同期服用负荷量双抗药物急性STEMI患者总例数×100%
4		心功能评估落实率	统计周期内具体接受心功能评估的患者例数/同期住院患者总例数×100% **备注**：档案记录收集法（医院信息管理系统、病历记录）
5		疼痛评分准确率	患者疼痛评分准确例数/同期住院患者总例数×100% **备注**：对患者运用视觉模拟评分，由患者对自身的疼痛指数作出判定，通过医院信息系统查询同期住院患者的总数量
6		有效咳嗽、咳痰训练规范率	正确规范进行有效咳嗽、咳痰的次数/有效咳嗽、咳痰的总次数×100%
7		氧疗技术规范执行率	正确规范进行氧疗技术的次数/氧疗的总次数×100%
8	结果指标	经桡动脉行冠状动脉介入术后穿刺部位并发症发生率	统计周期内经桡动脉行冠状动脉介入术后穿刺部位发生并发症患者例数/同期经桡动脉行冠状动脉介入术患者总例数×100%

第十五节　消化内科护理质量敏感指标

序号	指标类型	指标名称	评价方法
1	过程指标	饮食护理正确率	统计周期内饮食护理正确患者数/同期患者总数×100%
2		肝性脑病患者护理准确率	统计周期内肝性脑病患者护理措施准确执行患者数/同期肝性脑病患者总数×100%
3		大出血患者护理措施准确率	统计周期内大出血患者护理措施正确执行患者数/同期大出血患者总数×100%
4		急性胰腺炎患者护理准确率	统计周期内急性胰腺炎患者护理措施正确执行患者数/同期急性胰腺炎患者总数×100%
5		内镜治疗围手术期护理措施落实率	统计周期内内镜治疗围手术期护理措施执行患者数/同期内镜治疗围手术期患者总数×100%

第十六节　内分泌科护理质量敏感指标

序号	指标类型	指标名称	评价方法
1	结构指标	胰岛素注射操作合格率	胰岛素注射操作考核合格的护士例数/接受考核的总护士例数×100%
2		血糖监测操作合格率	血糖监测操作考核合格的护士例数/接受考核的总护士例数×100%
3		胰岛素与血糖监测相关知识掌握率	胰岛素与血糖监测相关知识考核合格的护士例数/接受考核的总护士例数×100%
4	过程指标	降糖药服用方法与时间正确率	同期降糖药服用方法与时间正确的次数/被抽查的总次数×100%
5		血糖仪试纸条插槽清洁率	同期血糖仪试纸条插槽清洁达标的次数/被抽查的总次数×100%
6		血糖仪管理合格率	同期血糖仪管理合格的次数/被抽查的总次数×100%

第十七节　肾病内科护理质量敏感指标

序号	指标类型	指标名称	评价方法
1	结构指标	专科知识培训合格率	统计周期内培训合格人数/同期肾病内科护士总人数×100%
2	过程指标	激素治疗后感染预防措施执行率	统计周期内激素治疗后感染预防措施执行患者数/同期服用激素治疗患者总数×100%
		肾穿后预防肾包膜下血肿措施执行率	统计周期内肾穿后肾包膜下血肿预防措施执行患者数/同期肾穿患者总数×100%
		皮肤损害患者皮肤护理措施执行率	统计周期内皮肤损害患者皮肤护理措施执行例数/同期皮损患者总数×100%
		关节功能锻炼措施执行率	统计周期内关节功能锻炼措施执行患者数/同期需进行关节功能锻炼患者总数×100%
		生物制剂治疗前评估措施执行率	统计周期内生物制剂治疗前评估措施执行患者数/同期实施生物制剂治疗患者总数×100%
		生物制剂标准使用流程执行率	统计周期内生物制剂标准使用流程执行患者数/同期实施生物制剂治疗患者总数×100%
		患者治疗依从性评估与干预执行率	统计周期内患者治疗依从性评估与干预执行例数/同期住院患者总数×100%
3	结果指标	激素治疗后感染发生率	统计周期内激素治疗后发生感染患者数/同期接受激素治疗患者总数×100%
		激素口服时间正确率	统计周期内口服激素时间正确患者数/同期口服激素治疗患者总数×100%
		生物制剂输注后不良反应发生率	统计周期内输注生物制剂发生不良反应患者数/同期输注生物制剂治疗患者总数×100%
		重度血小板减少患者出血发生率	统计周期内重度血小板减少发生出血患者数/同期重度血小板减少患者总数×100%
		雷诺现象患者手指末梢循环改善率	统计周期内雷诺现象患者手指末梢循环改善例数/同期雷诺现象患者总数×100%

续表

序号	指标类型	指标名称	评价方法
3	结果指标	关节活动度降低发生率	统计周期内关节活动度降低发生例数/同期关节活动障碍患者总数×100%
		深静脉血栓发生率	统计周期内DVT发生例数/同期住院患者总数×100%
		骨质疏松预防措施知晓率	统计周期内骨质疏松预防措施知晓患者数/同期骨质疏松症患者总数×100%
		重度负性情绪发生率	(统计周期内发生中重度焦虑患者例数+同期发生中重度抑郁患者例数)/同期住院患者总数×100%

第十八节 血液肿瘤科护理质量敏感指标

序号	指标类型	指标名称	评价方法
1	结果指标	化疗外渗发生率	化疗药物外渗发生例数/同期住院化疗患者总数×100%
2		化疗相关性恶心呕吐发生率	化疗过程中发生恶心呕吐的例数/同期住院患者总例数×100%
3		深静脉血栓发生率	化疗过程中发生深静脉血栓的例数/同期住院化疗患者总例数×100%
4		PICC导管相关性感染发生率	化疗过程中发生PICC导管相关性感染的例数/同期住院化疗患者留置PICC导管总日数×1000‰
5		肿瘤患者意外事件发生率	化疗过程中发生意外事件的例数/同期住院化疗患者总例数×100%
6		焦虑抑郁发生率	化疗过程中发生焦虑抑郁的例数/同期住院化疗患者总例数×100%

第十九节　中西医结合科护理质量敏感指标

序号	指标类型	指标名称	评价方法
1	结构指标	中医院校或中医护理专业护士占比	统计周期内中医药院校或中医护理专业护士人数/同期全院护士总数×100%
2		非中医院校毕业护士中医药知识与技能培训合格率	统计周期内非中医院校毕业护士中医药知识与技能培训合格人数/同期非中医院校毕业护士总数×100%
3	过程指标	中医护理技术操作考核合格率	统计周期内被抽考中医护理操作合格护士人数/同期所有被抽考中医护理操作护士总数×100%
4		中医护理技术临床实施率	统计周期内住院患者实施中医护理操作的例数/同期住院患者例数×100%
5	结果指标	中医护理操作烫伤发生率	统计周期内热疗患者发生烫伤的例数/同期热疗患者总例数×100%
6		患者对中医特色护理技术使用的依从率	统计周期内有全部遵医嘱使用中医特色护理技术的住院患者例数/同期中医特色护理技术医嘱的住院患者总例数×100%
7		中医护理文书书写合格率	统计周期内抽查中医护理病历书写合格例数/同期抽查中医护理病历总数×100%
8		开展中医传统治疗项目数	统计周期内护理单元开展中医传统治疗项目数

第二十节　感染科护理质量敏感指标

序号	指标类型	指标名称	评价方法
1	结构指标	感染科知识与技能培训合格率	统计周期内培训合格人数/同期培训护士总人数×100%

续表

序号	指标类型	指标名称	评价方法
2	过程指标	陪护人员相关感染预防措施完全执行率	统计周期内完全执行相关感染预防措施的陪护总数/同期住院患者陪护总数×100%
3		病区环境清洁消毒措施完全执行率	统计周期内完全执行病区环境清洁消毒措施的天数/同期总数×100%
4		肺康复训练知识培训落实率	护士实际接受培训次数/应进行培训总次数×100% 备注：档案记录收集法（培训记录）
5		有效咳嗽、咳痰训练规范率	正确规范进行有效咳嗽、咳痰的次数/有效咳嗽、咳痰的总次数×100%
6		雾化吸入执行规范率	正确规范进行雾化吸入的操作次数/雾化吸入的操作总次数×100%
7		患者对人工肝护理技术使用的依从率	统计周期内全部遵医嘱使用人工肝护理技术的住院患者例数/同期有人工肝护理技术医嘱的住院患者总例数×100%

第二十一节 康复科护理质量敏感指标

序号	指标类型	指标名称	评价方法
1	结构指标	康复专科知识培训合格率	统计周期内培训合格人数/同期康复科护士总人数×100%
2	过程指标	良肢位摆放准确率	统计周期内患者良肢位摆放合格人数/同期肢体功能障碍患者总数×100%
3		吞咽障碍患者的筛查率	统计周期内住院患者发现吞咽障碍的患者/同期住院患者存在吞咽障碍的患者总数×100%
4		间歇导尿的执行率	统计周期内执行间歇导尿的患者总数/同期尿潴留患者总人数×100%
5		间歇鼻饲的执行率	统计周期内执行间歇鼻饲的患者总数/同期吞咽障碍患者总数×100%

续表

序号	指标类型	指标名称	评价方法
6	过程指标	肠道功能训练的执行率	统计周期内执行肠道功能训练的患者总数/(同期神经源性肠总数+非神经源性肠患者发生便秘或腹泻的总数)×100%
7		关节活动指导执行率	统计周期内执行关节活动指导的患者总数/同期关节活动障碍的患者总数×100%
8	结果指标	吞咽障碍患者误吸的发生率	统计周期内吞咽障碍患者发生误吸的人数/同期吞咽障碍患者总人数×100%
9		营养不良发生率	统计周期内住院患者营养不良人数/同期住院患者总人数×100%
10		压力性损伤发生率	统计周期内住院患者新发生压力性损伤人数/同期住院患者总人数×100%
11		非计划拔管发生率	统计周期内某导管非计划性导管拔管次数/同期该导管留置总天数×1000‰
12		间歇导尿患者泌尿系相关并发症发生率	统计周期内间歇导尿患者发生泌尿系相关并发症人数/同期行间歇导尿患者总数×100%
13		神经源性肠便秘发生率	统计周期内神经源性肠便秘发生人数/同期神经源性肠疾病患者总数×100%
14		关节活动度降低发生率	统计周期内关节活动度降低发生人数/同期关节活动障碍的患者总数×100%
15		重度负性情绪发生率	(统计周期内发生中重度抑郁情绪的患者数+同期发生中重度焦虑情绪的患者数)-同期并发中重度抑郁和焦虑情绪的患者数/同期住院患者总数×100%
16		深静脉血栓发生率	统计周期内深静脉血栓发生人数/同期住院患者总数×100%
17		护士满意度	护士满意度调查表评分大于等于90分份数/护士满意度调查表总份数×100%

第二十二节 老年科护理质量敏感指标

序号	指标类型	指标名称	评价方法
1	结构指标	老年专科护理知识培训考核合格率	统计周期内考核合格人数/同期参加培训考核护士总人数×100%
2	过程指标	老年患者风险评估执行率	统计周期内老年患者执行风险评估人数/同期住院老年患者总人数×100%
3		老年患者认知功能评估执行率	统计周期内老年患者执行认知功能评估人数/同期住院老年患者总人数×100%
4		营养评估正确率	统计周期内营养评估正确人数/同期患者接受评估总人数×100%
5		风险防范措施执行率	统计周期内执行风险防范措施的患者总数/同期需要风险防范的老年患者总数×100%
6		老年患者心理护理执行情况	统计周期内老年患者执行心理护理措施的患者总数/同期需要心理护理的老年患者总数×100%
7	结果指标	跌倒发生率	统计周期内老年患者跌倒发生例数/同期住院患者实际占用床日数×1000‰
8		坠床(椅)发生率	统计周期内老年患者坠床(椅)发生例数/同期住院老年患者总人数×100%
9		用药错误发生率	统计周期内老年患者用药错误发生次数/同期老人总用药次数×100%
10		压力性损伤发生率	统计周期内老年患者压力性损伤发生例数/同期住院老年患者总人数×100%
11		非计划性拔管发生率	统计周期内老年患者非计划性拔管发生例数/同期导管留置总日数×1000‰
12		导尿管相关性尿路感染发生率	统计周期内老年患者导尿管相关性尿路感染发生例数/同期导尿管留置总日数×1000‰

第二十三节 儿科护理质量敏感指标

序号	指标类型	指标名称	评价方法
1	结构指标	护士专科技能合格率	培训合格人数/培训儿科护士总数
2	结果指标	护理操作过程中并发症率	统计周期内护理操作过程中并发症发生人数/同期住院患儿总数×100%
3		患儿住院期间跌倒/坠床率	统计周期内患儿住院期间跌倒/坠床发生例数/同期住院患者实际占用床日数×1000‰
4		患儿住院期间皮肤损伤率	统计周期内患儿住院期间皮肤损伤发生人数/同期住院患儿总数×100%
5		留置针非计划穿刺率	统计周期内患儿住院期间留置针非计划穿刺人数/同期住院患儿留置针总人数×100%
6		患儿住院期间给药错误发生率	统计周期内患儿住院期间给药错误发生人数/同期住院患儿总数×100%

第二十四节 妇产科护理质量敏感指标

序号	指标类型	指标名称	评价方法
1	结构指标	妇产科相关知识培训合格率	培训合格人数/培训护士总数×100%
2	过程指标	新生儿转运核查率	统计周期内新生儿转运核查次数/同期新生儿转运总数×100%
3		母乳喂养率	统计周期内母婴同室纯母乳喂养总数/同期母婴同室活产产妇总数×100%
4		会阴切开率	统计周期内顺产会阴切开总数/同期顺产产妇总数×100%

续表

序号	指标类型	指标名称	评价方法
5	过程指标	疼痛评估正确率	排查疼痛评估正确的例数/抽查总例数×100% **备注**：内容包括疼痛评估内容、方法和结果的准确性
6		围术期护理措施达标率	统计周期内执行围术期护理措施达标患者总数/同期围术期患者总人数×100%
7	结果指标	化疗外渗发生率	化疗药物外渗发生例数/同期住院妇科肿瘤化疗患者总数×100%
8		尿路感染发生率	统计周期内留置导尿管相关性尿路感染发生例次数/同期导尿管留置总日数×1000‰
9		化疗相关性恶心呕吐发生率	化疗过程中发生恶心呕吐的例数/同期住院妇科肿瘤化疗患者总例数×100%
10		深静脉血栓发生率	化疗过程中发生深静脉血栓的例数/同期住院妇科肿瘤化疗患者总例数×100%
11		PICC导管相关性感染发生率	化疗过程中发生PICC导管相关性感染的例数/同期肿瘤化疗住院患者PICC导管留置总日数×1000‰
12		肿瘤患者意外事件发生率	化疗过程中发生意外事件的例数/同期住院妇科肿瘤化疗患者总例数×100%
13		焦虑抑郁发生率	发生焦虑抑郁的例数/同期住院妇科肿瘤患者总例数×100%

第二十五节 手术室护理质量敏感指标

序号	指标类型	指标名称	评价方法（统计周期：月）
1	结构指标	危机相关内容培训合格率	培训合格人数/手术室护士总数×100%
2		手术周转时间合格率	手术周转时间大于30 min次数/手术周转次数×100%
3		手术室贵重仪器与设备损坏率	每台贵重仪器维修次数/每台贵重仪器使用时数×100%

续表

序号	指标类型	指标名称	评价方法（统计周期：月）
4	过程指标	外科手消毒合格率	抽样外科手消毒合格例数/抽样总数×100%
5		手术体位摆放合格率	手术体位摆放合格例数/手术总量×100%
6		电灼伤、烫伤发生率	电灼伤、烫伤发生例数/手术总数×100%
7		手术异物残留率	手术异物残留手术数/手术总数×100%
8		手术标本差错率	手术标本差错次数/手术总数×100%
9		手术患者低体温发生率	手术患者低体温发生例数/抽样总数×100%
10		针刺伤发生率	针刺伤发生次数/手术总数×100%
11	结果指标	手术切口感染发生率	手术切口感染发生例数/手术总数×100%
12		压力性损伤发生率	手术相关压力性损伤发生次数/手术总数×100%
13		患者及家属对手术室服务满意度	手术室自制满意度调查表
14		护士满意度	手术室内部满意度调查表

第二十六节 介入手术室护理质量敏感指标

序号	指标类型	指标名称	评价方法
1	过程指标	介入专科急重症培训考核合格率	统计周期内通过介入专科急重症培训考核合格的护士人数/同期参加介入专科急重症培训考核护士总人数×100%
2		介入手术准时开台率	统计周期内导管间准时开台的工作日数/同期工作日总数×100%
3		介入手术安全核查率	统计周期内执行安全核查的例数/同期抽查的总例数×100%
4		介入手术设备完好率	统计周期内检查的手术设备完好数量/同期检查的手术设备总数×100%

续表

序号	指标类型	指标名称	评价方法
5	过程指标	患者放射防护措施落实率	统计周期内正确执行防护措施的次数/同期抽查的总次数×100%
6		介入高值耗材管理合格率	统计周期内抽查高值耗材管理合格的例数/同期抽查的高值耗材总例数×100%
7		患者跌倒坠床发生率	统计周期内发生跌倒坠床的例数/同期介入手术的总例数×100%
8	结果指标	患者满意度	患者或家属对护理工作评价的平均分/调查问卷的满分

第四章

护理质量管理评价标准

第一节 晨晚间护理质量评价标准

检查内容	检查标准	评分方法	床号					备注
病房管理	病房无异味，定时通风	一处不合要求扣1分						
	陪护符合要求							
	床头柜食品物品分开放置、无变质食品							
	床下无杂物							
	输液架、摇把手归位							
	卫生间环境整洁、安全、方便							
	护理车方便护士使用，并保持整洁							
	便器放置规范							
	一床一巾一桌一抹							
	落实手卫生							
	一患一陪戴口罩							

续表

检查内容	检查标准	评分方法	床号					备注
两短	指(趾)甲短	一处不合要求扣3分						
	胡须短、清洁							
六洁	面部清洁	一处不合要求扣3分						
	头发梳理整齐							
	手、足部清洁无污垢							
	口腔清洁、无异味							
	皮肤清洁、无异味							
	会阴清洁、无异味							
床单位	平整、干燥、清洁							
	衣物穿戴整洁舒适，无污迹							
	无陪人坐床							
体位	舒适正确，与病情相符							
管道护理	标识清晰、摆放合理、固定良好							
	引流通畅，引流液及时倾倒							
安全措施	跌倒防范措施落实到位	一处不合要求扣5分						
	坠床防范措施落实到位							
	压力性损伤防范措施落实到位							
	其他							
保护患者隐私	操作时保护患者隐私							
	床头卡未写患者诊断							
得分								

第二节 基础护理和危重患者护理评价标准

项目	标准要求	分值	评分方法	计分
基础护理（60分）	1.病房整洁、安静、安全、舒适；定时通风，污物处理及时，房内无吸烟、无异味、无乱挂现象；窗帘整洁；地面清洁、防滑、无污垢。	6	现场查看，一处不符合要求扣1分。	
	2.每床备有床旁桌、椅（必要时配活动餐桌）、呼叫装置、中心供氧装置、中心负压吸引装置、电源插座、照明装置等。	6	现场查看，缺一项设施扣1分。	
	3.按分级护理要求做好基础护理，落实晨晚间护理。做到一床一巾一桌一抹；患者穿病服；床单位整洁，无污迹、血迹，干燥平整，床上用品每周定期更换，有潮湿随时更换，患者手术当日全套更换；床下无杂物、便器、脸盆放置规范；床头柜台面、柜内物品放置有序；食品与物品分开放置，无变质食品和存药。	10	现场查看，一处不符合要求扣0.5分。	
	4.负责护士对分管患者做到二十二知道。认真落实床头交接班，包括病情、治疗、护理、皮肤情况等。	6	现场询问与查看，一人不符合要求扣1分。	
	5.护士主动巡视病房，观察输液情况，及时换液。及时接应红灯，主动征求意见，解决患者焦虑、疼痛、便秘、尿潴留等问题。	6	现场询问护士对本科危重患者或大手术患者上述内容的解决情况，一项未落实者扣0.5分。	
	6.执行落实口腔护理、防治压力性损伤护理、气道护理、鼻饲流质护理及导管护理等，饮食护理到位（尤其是治疗饮食）。意识障碍者安置护栏，必要时有肢体约束；无因护理不当引起的并发症，如压力性损伤、肺炎、泌尿系感染、烫伤、冻伤、坠床、足下垂、窒息等。	8	现场抽查特级护理、一级护理患者，护理措施不落实、效果未达到要求一人一项扣1分；依靠陪人做生活护理一人一项扣2分。	

续表

项目	标准要求	分值	评分方法	计分
基础护理 （60分）	7.患者个人卫生良好，两短（胡须、指趾甲短，有特殊要求者除外）、六洁（头发、五官、手足、会阴、肛门、皮肤清洁）、五到床（热水、饮食、便器、药物、开水），接触患者导线、电极等洁净，无脱落、扭曲、受压。	8	现场查看询问患者，一人一项不符合要求扣0.5分。	
	8.及时观察病情并做好记录，患者体位、输液速度与病情相符，各种管道通畅，标识清晰，倾倒引流物及时。留置针的使用符合要求，有时间标识；中心静脉置管、PICC置管的贴膜及时更换，并有更换时间标识。患者外出检查、治疗时护理措施恰当。	5	现场查看患者体位、输液、管道等情况，抽查患者外出检查情况，了解转运过程中护理措施，一人不恰当扣1分，其他各项一人一项不合格扣0.5分。	
	9.针对性地对患者进行健康教育。	5	见"健康教育评价标准"。	
危重患者护理 （40分）	1.危重患者床旁配备必要的抢救用物，性能良好，使用方便。	4	查危重患者床旁抢救用物准备情况，不符合要求扣1分。	
	2.落实口腔护理、压力性损伤防治护理、气道护理、鼻饲流质护理及管路护理等，预防护理并发症和意外发生，体位符合病情，皮肤无损伤。意识障碍者安置护栏，必要时有肢体约束。	10	查看危重患者护理，一项不符合要求扣1分。	
	3.严密观察病情，发现患者病情危急时，立即通知医生，在紧急情况下，应当先行实施必要、正确的紧急救护，护理记录及时、真实。	8	查看危重患者的病历、询问相关医生、现场模拟，一人不符合要求扣2分，记录不符合要求扣0.5分/处。	
	4.危重患者生活护理不依赖陪人，有专人陪检。	8	查看资料，无制度或制度未落实扣1分；依赖陪人做生活护理全扣，无专人陪检扣1分/人。	

续表

项目	标准要求	分值	评分方法	计分
危重患者护理（40分）	5.病危患者上报制度落实，定期对危重患者开展护理查房、病例讨论，护理措施针对性强、效果好；对压力性损伤患者有相应的护理措施，压力性损伤发生率为零。	10	未定期开展护理查房、病例讨论扣1分。对患者存在的护理问题未及时解决扣1分。对压力性损伤患者未采取相应的措施，扣1分；对发生压力性损伤者全扣。	

第三节 分级护理质量评价标准

项目	标准要求	分值	评分方法	计分
标识10分	分级护理符合标准，住院患者一览表上分级护理标志醒目、规范；护理级别与医嘱单一致。	10	查看2位患者，抽查2份病历，一处不符合要求扣0.5分。	
特级护理25分	1.设专人24小时护理，严密观察病情变化，随时监测患者的体温、脉搏、呼吸、血压。	4	现场查看患者及查看记录，一处不符合要求扣2分。	
	2.根据医嘱，正确实施治疗、用药；按病情需要制定周密准确护理计划，做好记录。	4		
	3.正确记录24小时出入量。	2		
	4.正确实施口腔护理、压力性损伤预防和护理、管道护理等护理措施，实施安全护理。	5		
	5.由护理人员落实生活护理，为保持患者的舒适和功能体位。	5		
	6.实施床边交接班，备齐急救药品和器材，严格执行消毒隔离制度。	5		

续表

项目	标准要求	分值	评分方法	计分
一级护理 30分	1. 每小时巡视患者，随时观察病情变化。	6	查看2位患者，抽查1份病历，一处不符合要求扣2分。	
	2. 根据患者病情定期测量患者的体温、脉搏、呼吸、血压。	6		
	3. 根据医嘱，正确实施治疗、用药。	6		
	4. 正确实施口腔护理、压力性损伤预防和护理、管道护理等护理措施，实施安全护理。	6		
	5. 由护理人员完成生活护理，对患者提供适宜的照顾和康复、健康指导。	6		
二级护理 20分	1. 每2~3小时巡视患者，观察病情变化。	4	查看1位患者，抽查1份病历，一处不符合要求扣1分。	
	2. 根据患者病情，按常规为患者测量体温、脉搏、呼吸、血压。	4		
	3. 根据医嘱，正确实施治疗、用药。	4		
	4. 根据患者身体状况，实施护理措施和安全措施。	4		
	5. 协助、指导、督导患者进行生活护理，为患者提供适宜的照顾和康复、健康指导。	4		
三级护理 15分	1. 每3~4小时巡视患者，观察患者病情变化、治疗效果及精神状态。	4	查看1位患者，抽查1份病历，一项未落实扣1分。	
	2. 根据患者病情，测量患者的体温、脉搏、呼吸、血压。	4		
	3. 根据医嘱，正确实施治疗、用药。	4		
	4. 对患者提供适宜的照顾和康复、健康指导。	3		

第四节　围手术期护理质量评价标准

项目	标准要求	分值	评分方法	计分
术前 35分	1.评估：①基础性疾病：高血压、糖尿病、心血管疾病等、用药史。②生命体征、心理状况、营养状况及饮食、睡眠情况。③高危因素：跌倒、坠床、压力性损伤、走失、自杀等。④大、小便情况。	4	询问责任护士、不了解或不掌握，每项、次扣1分。	
	2.协助做好各项检查：①心、肺、肝、肾、凝血功能等检查，了解其结果。②专科特殊检查。	2	询问责任护士及患者，做不到一项、次扣1分。	
	3.术前准备：①肠道准备，深呼吸及有效咳嗽，特殊体位训练，戒烟、指导训练床上大小便器的使用。②配血、皮试、女患者月经情况。③执行医嘱。④术前心理护理有效，患者焦虑减轻或消除。⑤根据手术需要，配合医生对手术部位进行标记，做好身份识别标志。	10	检查及询问患者，做不到一项扣1分。	
	4.相关告知：①疾病相关知识。②术后注意事项。③术前日手术知情同意，麻醉知情同意，与医生签字。④手术室护士到病房访视。⑤指导个人卫生处置。⑥禁饮、禁食。⑥向患者讲解手术的重要性，术前、术中、术后可能出现的情况及配合方法。	12	询问患者，患者能正确复述术前准备相关配合要点，做不到一项扣1分。	
	5.手术日：①更衣、协助取下义齿及贵重物品的管理。②排空小便，术前用药。③生命体征、腕带、各种片子、病历，与手术室护士核对，交接。④严格执行《手术安全核查》制度，有医生、麻醉师、护理人员对手术患者、部位、术式和用物等相关信息核查制度及相关落实情况记录，运用两种及以上的方法核对确认患者身份。	7	现场检查及询问患者，做不到一项扣1分。	

续表

项目	标准要求	分值	评分方法	计分
术中 35分	1. 护士常规检查手术室环境，保证所有电源、仪器、接线板、吸引器等都处于正常工作状态，仪器设备放置规范。	2	现场评估，一项不符合扣1分。	
	2. 对患者意识和全身状况以及患者带入物品进行评估并记录；通过交谈缓解患者的紧张情绪。	2	现场评估，一项不符合扣1分。	
	3. 根据不同手术，评估并准备适合患者的手术辅助设备、器械和敷料，各类仪器摆放规范。	3	现场评估，一项不符合扣1分。	
	4. 连接各仪器，使其处于功能状态。建立静脉通路，在实施正确体位的同时，确保静脉通路、尿管等各类引流管的通畅以及电刀负极板的安全放置。	3	现场评估，一项不符合扣1分。	
	5. 手术医师、麻醉医师、手术室护士三方再次核对确认患者身份、部位、术式和用物等相关信息核查制度及相关记录。	5	现场评估，一项不符合扣1分。	
	6. 手术体位的安置由手术医师、麻醉医师、手术室护士共同完成，注意做好患者隐私的保护。	3	现场评估，一项不符合扣1分。	
	7. 手术过程中要给予患者必要的保温措施。	1	现场评估，一项不符合扣0.5分。	
	8. 限制手术室内人员数量，术后不接私人电话，不能大声喧哗、不谈论与手术无关的话题。	2	现场评估，一项不符合扣1分。	
	9. 巡回护士应密切观察患者的反应，及时发现患者的不适，配合麻醉医师和手术医师做好各种并发症及紧急情况的抢救工作，术中用药、输血的核查到位。	4	现场评估，一项不符合扣1分。	
	10. 巡回护士与洗手护士按照物品清点制度要求，在手术开始前、关闭体腔前、关闭体腔后、术毕共同查对手术器械、敷料、缝针等物品数目无误并准确记录，术中如有添加及时记录。	5	现场评估，一项不符合扣2分。	

续表

项目	标准要求	分值	评分方法	计分
术中 35分	11.患者出手术室前需再次评估,保证各种引流管正确连接、固定牢固、引流通畅,伤口有无渗血、包扎是否妥当、受压皮肤是否完好。	5	现场评估,一项不符合扣1分。	
术后 30分	1.术毕与医生及麻醉师护送患者回病房,途中严密观察患者,并与病房护士交接清楚。	2	一项不合要求扣1分。	
	2.手术患者评估交接流程符合要求:①手术方式(术中出血、输血、用药)、麻醉方式。②神志、生命体征、伤口、疼痛、引流(管、量、质)。③输血、输液。	7	问责任护士,缺一项扣1分。	
	3.根据患者手术和麻醉方式,采取卧位适当,根据需要给予床档保护和保护性约束。	1	评估术后患者,一项未落实扣0.5分。	
	4.术后告知:①卧位、活动、饮食、用药。②并发症的预防:出血、压力性损伤、烫伤、血栓、坠积性肺炎。③心电监护、吸氧、各种管道。	5	问患者及责任护士,做不到一项扣1分。	
	5.术后护理:①病情观察、记录。②根据自理能力给予基础护理,生活护理。③心理护理。④疼痛护理。⑤各种引流管护理。⑥伤口护理。⑦预防并发症护理。	10	问患者及责任护士,做不到一项扣1分。	
	6.根据患者的恢复情况进行术后康复指导并对教育效果进行评价。	5	问患者、看记录,做不到一项扣1分。	
	合计得分	100		

第五节 护理安全质量评价标准

项目	标准要求	分值	评分方法	计分
安全制度与措施 20分	1、严格执行查对制度，有效执行两种以上核对患者的查对方式。有患者身份识别制度，所有患者佩戴腕带，且信息项目齐全。	5	现场跟班护士执行医嘱或考核护士哪两种以上查对方式，不符合要求扣2分；未按要求佩戴腕带者，一人扣1分，腕带内容不全一人一处扣分0.5分。	
	2.在紧急抢救急危重症患者时，执行口头医嘱应向医生复述，双方确认无误后方可执行。	5	模拟一非抢救患者，医生开口头医嘱，护士执行情况，未按要求扣2分。	
	3.有"危急值"报告登记本，有完整的记录。	5	查看"危急值"报告登记本历史记录，如有电话通知的，在危急值登记本上有详细记录，缺一项扣1分，记录不完整一次扣0.5分。	
	4.有护理人力资源紧急调配方案，并知晓节假日期间全院护理应急小分队本科成员名单。	5	无调配方案或不知晓应急小分队本科参与人员名单扣0.5分，应急小分队成员电话不通畅扣1分。	
安全设施与措施 40分	1.水、电、气使用安全，有热水、冷水标识；微波炉专人管理，定时开放并有使用注意事项。用氧做到防火、防震（防堵塞）、防油、防热。	10	现场查一处不合格扣1分。	
	2.病区卫生间、开餐室有防滑、防跌倒等警示标识。患者跌倒评估准确，高危患者挂放警示标识，患者及陪人知晓预防措施。	10	现场查看无标识扣1分，评估不准确一人次扣1分，预防措施落实不到位一次扣1分。	
	3、知晓易燃、易爆物品，并按规定进行管理。	10	查看现场，易燃易爆物品未上锁管理扣1分，超过规定数目扣1分。	

续表

项目	标准要求	分值	评分方法	计分
安全设施与措施 40 分	4.急救车：抢救药品及用物齐全，做到"四定、三及时"，完好率100%。抢救仪器：有专人管理、有专本登记，仪器上挂有简易操作流程。抢救设备每周检修一次，并备有检修记录。氧气、负压和红灯装置保持完好。	10	查看急救车，一处不符要求扣0.5分，查看抢救仪器与记录，一处不符要求扣0.5分。	
药品管理 40 分	1.高危药物：依法进行毒、麻、限剧药品及精神一类药品的管理和登记，做到"五专"。交接和使用登记符合要求。高浓度电解质制剂、肌肉松弛剂、细胞毒性等高危药品应单独存放，并有醒目标识。	10	现场查看药一项不符合要求扣1分。	
	2.所有治疗性的药物，必须由药房分包发放，由于药物特殊，不能由中心药房分包的药物，由科室分餐摆放，护士分餐发放。	10	查看患者备用药物，应按要求而未按要求分包发放的一次扣2分，特殊药物未由中心药房分包而科室没有分餐发放的一次扣2分。	
	3.患者床旁备用口服药盒，非治疗性药物，放入备用的口服药盒内，有床号、姓名、用法，并按医嘱要求，护士打印口服发药单后按时间点督促患者服用。	10	现场查看，有口服药无口服药盒的一次扣1分，未放入盒内的一次扣1分，口服药与外用药未分开放置的一次扣1分，已停用的仍放在盒内的一次扣1分。未按口服频率服用的一次扣1分。	
	4.如为患者自带药物，向医生报告，如需要服用，由医生开具嘱托医嘱，护士根据医嘱打印口服药执行单，按时间督促患者服用，如医院没有同种药物而患者需要继续服用，按患者以前服用方法服用。	10	现场抽查，未按要求的一次扣1分。	

第六节 节假日期间护理安全质量评价标准

标准要求	分值	评分方法	计分
1. 病区每天已安排安全责任人，且该责任人明确安全管理职责及安全管理制度。	10	查看现场及排班表和资料，一项不符合要求扣0.5分。	
2. 陪护管理有序，一患一陪，戴口罩。	10	现场查看不符合要求扣0.5分/人。	
3. 护士排班人员年资搭配合理，护理人力充足，分床承包。	5	查排班表，一项不合要求扣0.5分。	
4. 无非注册护士单独值班现象。	5	查排班表，一项不合要求扣0.5分。	
5. 基本设施完好（病床单位设施、治疗车、护理车、换药车、平车、轮椅、消毒设施等），器材管理制度落实，安全、方便、实用、清洁、灵便、无损。	10	抽查平车、治疗车，一项不合要求扣0.5分。	
6. 特殊情况请假外出或外宿，有主管医生书面同意，护理记录单上有记录。	5	查看资料以及现场，一人不符合要求扣0.5分。	
7. 水、电、气使用安全，有热水、开水标识；微波炉专人管理，定时开放并有使用注意事项。用氧做到防火、防震（防堵塞）、防油、防热；氧气与负压吸引装置标识清楚、配置不同的接口装置；有禁烟标识，室内无吸烟。	10	现场查一处不合格扣0.5分。	
8. 有防滑、防跌倒等警示标识。有兼职消防员，消防通道通畅，有应急疏散线路图，有灭火器、面罩，护士会使用，定期进行消防知识培训；易燃、易爆物品定点妥善保管。	5	现场查看无标识扣0.5分，防火设备未定点定人保管扣0.5分，消防通道等不符合要求一处扣0.5分。	

续表

标准要求	分值	评分方法	计分
9.掌握常见的抢救流程、抢救仪器的使用,熟悉药物的作用及注意事项。	5	现场抽查最年轻护士,考核抢救车的使用等处理流程,一项不符合要求扣0.5分。	
10.有青霉素专用盘,治疗车、治疗室备过敏药物抢救盒,标识清晰,盒内用物齐全、无过期。	5	现场查看,一项不符合要求扣0.5分。	
11.药物过敏患者床头、病历牌、三测单上有标识,管道标识清楚。	5	现场查看,一项不符合要求扣0.5分。	
12.急救车:抢救药品及用物齐全,做到"四定、三及时",完好率100%。	5	查看急救车,一处不符合要求扣0.5分。	
13.抢救仪器:有专人管理、有专本登记,仪器上挂有简易操作流程。抢救设备每周检修一次,并备有检修记录。氧气、负压和红灯装置保持完好。	5	查看抢救仪器与记录,一处不符合要求扣0.5分。	
14.高危药物:依法进行毒、麻、限剧药品及精神一类药品的管理和登记,做到"五专"。交接和使用登记符合要求。高浓度电解质制剂、肌肉松弛剂、细胞毒性等高危药品应单独存放,并有醒目标识。	5	现场查看高危药物标识、存放及登记,一项不符合要求扣0.5分。	
15.病区各类物品消毒灭菌符合要求,无菌物品与非无菌物品分开放置,标签醒目,无过期;医疗废物分类规范,处置符合要求。	5	抽查无菌用物(外科查看换药室),不符合要求扣0.5分/件。	
16.值班护士对病区患者病情轻重心中有数,妥善安排和处理好各种特殊情况(包括危重、特困、有精神症状或情绪不稳定患者、纠纷或潜在纠纷患者等)。	5	询问护士长及1名护士,一处不符合要求扣0.5分。	

第七节 病房药品管理质量评价标准

项目	考核评价要点		分值	扣分
评估 (5分)	1. 根据本科需要设定科室药品基数、药品种类，数量合理，便于临床应急使用，专柜放置。		5	
基本要求 (30分)	1. 科室设专人负责药品管理。		2	
	2. 根据药品种类与性质分别放置，标签规范、完整、清晰。		2	
	3. 按照有效期先后顺序摆放，遵循先进先出、左放右取的原则。		2	
	4. 剂型、外观相似的药品应摆放在不同位置，应有专用的区分标识。针剂、口服药、外用药分开放置。		2	
	5. 所有针剂必须盒装，标识清晰，不同批号的药品存放在同一药盒内也应遵循先进先出的原则，近效期(3个月内)的药品应及时更换。		5	
	6. 需要低温保存的药品应放入冰箱冷藏柜内，严格执行《冰箱管理制度》。		2	
	7. 需要避光保存的药品不能裸露放置，须放置在避光容器中，取用时应使用专用输液袋、输液器。		3	
	8. 每天及时清退患者未使用的针剂、口服药等余药。		2	
	9. 每周全面整理各类药品一次，包括清理上锁、清点药品数量、检查药品质量，发现过期药品及变质药品，及时清理。		5	
	10. 护士长定期检查各类药品交接、使用记录、储存规范并签名。		5	
安全管理 (50分)	抢救车管理 (12分)	1. 有抢救药品目录及数量清单，专人管理。	1	
		2. 抢救车内高危药品有警示标识。	2	
		3. 抢救车内易混淆药品(看似、听似)，有警示标识。	2	
		4. 每周检查药品数量、质量及有效期。	2	
		5. 抢救药品用后及时补充完整。	2	
		6. 定期检查，保证药品的时效性，保持清洁整齐。	2	
		7. 急救药品账目相符，有报损、补充更换记录。	1	

续表

项目		考核评价要点	分值	扣分
安全管理（50分）	自备药管理（10分）	1.患者自备药品经主管医生同意并开具用药医嘱，特殊药物交护士统一保管，做好登记。	2	
		2.应在药品外包装注明患者床号、姓名、用药剂量，依据药品说明书标准保存。	2	
		3.设立患者自备药品登记本，单独存放。按照医嘱要求按时给药。	2	
		4.因患者出院、转科或其他原因停药时应及时清理剩余药品，及时退回患者或家属，做好登记。	2	
		5.定期检查药品质量、有效期，做好登记。	2	
	剩余药管理（2分）	1.每月应固定时间对全科药品进行自查清理，若有剩余药品则应及时交回药房进行回收，以防范药品过期浪费或流失。	2	
	高危药品管理（8分）	1.有高危药品目录及固定基数，班班交接。	3	
		2.高危药品需专柜存放，并张贴全院统一双重标识在柜门或药箱上，所有高危药品需贴高危标识。	3	
		3.高危药品使用应执行双人核对，并做好登记。	2	
	冰箱药品管理（8分）	1.分区放置。	1	
		2.高危药品单独存放，有警示标识。	2	
		3.易混淆药品，有警示标识。	2	
		4.冰箱温度符合药品存放要求。	2	
		5.每日有温度监测记录。	1	
	外用药品管理（10分）	1.专柜存放。	2	
		2.分类放置。	2	
		3.标识醒目。	2	
		4.有启用日期及过期日期。	2	
		5.上锁管理。	2	

续表

项目	考核评价要点	分值	扣分
落实制度（15分）	1. 严格遵医嘱用药。	2	
	2. 给药前查对医嘱与患者用药信息。	3	
	3. 配制药品前查对药品有效期及质量。	3	
	4. 配制药品前检查溶媒的有效期及质量。	2	
	5. 配制药品前检查输液用物的有效期及质量。	3	
	6. 给药时严格执行查对制度。	2	

第八节 消毒隔离评价标准

项目	标准要求	分值	评分方法	存在的问题	计分
制度与监测（25分）	1. 科内设有兼职监测员并有相应的职责，发现院内感染病例及时报告院感科，如有输液反应，液体与输液管封存送检并报告相关科室。	3	抽查监测员职责及落实情况，一项不符合要求扣0.5分。		
	2. 有医院感染制度、消毒隔离制度并落实。	2	检查制度和措施，缺一项扣0.5分。		
	3. 物品消毒方法正确，定期监测，记录及时、真实。	4	查记录本，缺一项扣0.5分。		
	4. 消毒液配制方法正确，浓度符合要求，有专用量杯、容器。	4	抽问护士，现场检查，一项不符合要求扣0.5分。		
	5. 配合医院感染科进行手、物表、无菌物品、消毒液和空气的目标性监测，监测反馈单有序记录并保存完好，对超标的项目有整改措施和复查记录。	10	查原始检验单及整改记录，缺一项扣1分，缺月记录扣0.5分。		
	6. 治疗室、处置室、换药室布局符合要求，物品摆放合理。	2	现场查看，一项缺陷扣0.5分。		

续表

项目	标准要求	分值	评分方法	存在的问题	计分
无菌物品（15分）	1.无菌物品与非无菌物品分开放置，按灭菌日期先后有序摆放。	3	现场查看，一项不符合要求扣0.5分。		
	2.无菌柜距地25 cm；距天花板50 cm；距墙5 cm。	2	查无菌柜，不达标每项扣1分。		
	3.无菌柜内一次性物品无外包装盒。	2	查一次性物品，有外包装盒一项扣1分。		
	4.无菌物品保质期在有效期内。	3	现场查看，一项不符合要求扣0.5分。		
	5.无菌容器标有灭菌、失效、启用时间，在使用期限内。无菌液体有开瓶时间、用途，在使用期限内。	5	现场查看，一项不符合要求扣0.5分。		
无菌技术（10分）	1.符合无菌技术操作规范，无菌观念强。	4	现场查看，违反原则一处扣1~5分。		
	2.治疗车物品摆放有序。	2	查治疗车物品摆放，一项不合要求扣0.5分。		
	3.操作前后洗手(七步洗手法或快速手消毒液擦拭法)。	4	查洗手及消毒，一人不合要求扣1分。		
消毒措施（45分）	1.换药室、处置室等洗手处洗手设施符合要求，洗手后用一次性纸巾或手烘干机干手，洗手池上方贴有洗手规范示意图。	4	现场查看，一项不符合要求扣0.5分，抽查护士洗手方法，一人不合格扣1分。		
	2.治疗车、护理车、换药车备有速干手消毒剂。	3	缺一处扣0.5分。		
	3.使用戊二醛有标记，记录消毒、灭菌、起止时间；使用干筒4小时内更换，有使用日期和时间的标识。	4	查戊二醛浸泡的容器、消毒剂及消毒监测记录，一处不合要求扣0.5分。		

续表

项目	标准要求	分值	评分方法	存在的问题	计分
消毒措施（45分）	4. 皮肤消毒剂每周更换1次，标识清晰。	3	查消毒剂容器，一处不符合要求扣0.5分。		
	5. 清洁治疗台、治疗车、液体瓶的毛巾标识清晰分开使用且保持干净。	3	现场查看，一处不符合要求扣0.5分。		
	6. 抹床头柜的毛巾一人一用一消毒。	3	查现场毛巾数≥患者数，一处不合要求扣0.5分。		
	7. 血压计袖带干净无血迹，使用隔巾，每周清洗消毒。	3	查血压计袖带是否清洁，询问护士清洁消毒时限，测量血压时有无隔巾。		
	8. 饮水机、车罩、病历夹、轮椅、平车，每周清洁消毒一次或随脏随清洁。	4	现场查看，一项不符合要求扣0.5分。		
	9. 体温表一人一支固定使用、清洁后放盒内保存。	3	一人不符合要求者扣0.5分。		
	10. 给氧用物清洁干燥、消毒保存备用。持续吸氧患者每日更换湿化水及氧管（一次性吸氧装置除外）。	4	查备用和落实情况，一项不符要求扣0.5分。		
	11. 吸痰装置清洁，贮液袋或贮液瓶不能超过2/3满，每日更换吸引管前端装置。使用一次性吸痰管。	4	现场查看，一项不符合要求扣0.5分。		
	12. 特殊感染患者（破伤风、气性坏疽、HIV等）使用过的物品用双层黄塑料袋套装封闭后（有明显标识），器械送消毒供应中心特殊处理，布类单独送洗（先消毒后清洗），敷料焚烧。	4	询问护士处理程序；抽查现场，一项不符合要求扣1分。		
	13. 卫生工具标识清晰、分区使用、悬挂放置。	3	现场查看，一项不符合要求扣0.5分。		

续表

项目	标准要求	分值	评分方法	存在的问题	计分
垃圾分类（5分）	1. 垃圾分类严格按要求(黄色—医用垃圾；黑色—生活垃圾；红色—放射垃圾)放置。	2	查医用垃圾是否分类放置，一项不符合要求扣0.5分。		
	2. 有专用锐器盒，锐器盒处理规范，无外露，盛装3/4及时有效封口并更换。	3	现场查看，一项不符合要求扣1分。		

第九节 护士素质评价标准

项目	标准要求	分值	评分方法	计分
仪表（10分）	1. 着装规范、整洁，夏装衣袖、衣领及裙摆不外露。	2	现场查看，一例不符合要求扣0.5分(进修生，实习同学和护理员按同样的标准扣)。	
	2. 服务卡佩戴标准，上班戴手表或挂表。	2	现场查看，一例不佩戴服务卡或手表扣1分。	
	3. 头发不过肩，不蓬松。	2	现场查看，一例不符合要求扣0.5分。	
	4. 不化浓妆，不戴耳环、戒指、手(脚)链及涂指甲油。	2	现场查看，一例不符合要求扣0.5分。	
	5. 全院护士穿统一的软底工作鞋、工作裤和肉色或白色袜。	2	现场查看，一例不符合要求扣0.5分。	
行为规范（40分）	1. 工作积极，团结协作，不闹无原则纠纷。	3	现场查看，询问护士，一例不符合要求酌情扣分。	
	2. 服从工作安排，不私自换班。	3	查排班表，有一例私自换班扣1分。	
	3. 遵守劳动纪律，不无故迟到、早退、旷工。	2	现场查看，一例不合要求扣0.5分。	

续表

项目	标准要求	分值	评分方法	计分
行为规范（40分）	4. 主动观察病情，记录真实，不弄虚作假。	4	查医嘱执行与记录情况，做假记录一处扣2分，提前书写记录的一例扣1分。	
	5. 关心爱护患者，执行保护性医疗制度，不泄露患者隐私。	2	现场查看、询问患者，一例不符合要求酌情扣分。	
	6. 履行岗位职责，工作严谨、慎独，对个人执业行为负责。	2	现场查看，一例不符合要求扣0.5分。	
	7. 对患者一视同仁，尊重患者，维护患者的健康权益。	2	现场查看，询问患者，一例不符合要求扣0.5分。	
	8. 及时接应红灯，解决患者所需，不滞留办公室。	5	现场查看，2分钟内不扣分、2~3分钟扣2分、3~5分扣4分，>5分钟全扣。	
	9. 做到"四轻"：说话轻、走路轻、开关门轻、操作轻。	2	现场查看，一人不符合要求扣0.5分。	
	10. 做到"十不"：不擅自离开工作岗位、不违反护士仪表规范、不带私人用物入工作场所、不在工作区吃东西、不接待私人会客和接打私人电话（非急事）、不做私事、不打瞌睡或闲聊、不与患者及探陪人员争吵、不接受患者礼物、不利用工作之便谋私利。	10	现场查看，一项不合要求扣1分。	
	11. 坐、站、行符合职业规范，进入治疗室、换药室应戴口罩；更换液体需端治疗盘，平车行走礼让他人。	2	现场查看，一人不符合要求扣0.5分。	
	12. 不穿工作服进食堂、阅览室、商场、银行等非医疗场所。	3	现场查看，一人不符合要求扣1分。	

续表

项目		标准要求	分值	评分方法	计分
礼仪（25分）	服务态度（10分）	1. 服务态度和蔼，解释耐心，热情周到，与患者及家属沟通到位。	5	访问患者，查看意见本，一人不符合要求扣1分。	
		2. 无推诿患者现象，不与患者及家属发生争执，患者对护理工作满意度≥90%。	5	做民意调查，一处不符合要求扣1分。	
	接待礼仪（8分）	1. 非本科室工作人员进入办公室时护士应起立以示礼貌。	2	现场查看，一处不符合要求扣0.5分。	
		2. 热情接待来访者，主动地询问来意，并协助解决。	2		
		3. 接待新入院患者热情、礼貌，妥善安排床位。	4		
	电话礼仪（7分）	1. 接听电话速度在5声之内。	2	电话查询，一处不符合要求扣1分。	
		2. 主动道"您好"。	1		
		3. 主动自报科室名称。	1		
		4. 转接在30秒之内，主动回复。	1		
		5. 回答问题耐心。	1		
		6. 有礼貌结束语。	1		
业务素质（25分）		1. 熟悉各项制度、职责、工作程序。	5	抽问护士，一处不符合要求扣1分。	
		2. 熟悉专科及常见疾病护理常规。	4	抽问护士，一人不符合要求扣1分。	
		3. 掌握急救知识及抢救药品、抢救技术。	4	抽问护士，一人不符合要求扣1分。	
		4. 熟悉风险预案，掌握各项防护措施，确保患者及自身安全。	4	抽问护士，一人不符合要求扣1分。	
		5. 按要求完成三基及专科培训。	4	查看记录，一处不符合要求扣0.5分。	
		6. 当班护士了解病室动态，掌握危重、手术等患者的病情，落实各项护理措施。	4	抽问护士，一人不符合要求扣0.5分。	

第十节　护理文书质量评价标准

项目	标准要求	分值	评分方法	存在的问题	扣分
体温单 (15分)	1. 根据病情和医嘱决定测量频次，无漏记现象。	5	未按要求执行一次扣1分。		
	2. 正确记录出量、入量、体重、血压数值(体重、血压入院时记录一次，住院期间体重、血压每周至少记录一次)、药物过敏。	5	缺一项扣0.5分。		
	3. 正确记录体温、脉搏、呼吸和大小便，高热患者物理降温后有复测体温记录。	5	未按要求执行一次扣1分。		
医嘱单 (30分)	1. 医嘱正确、完整、规范。	3	医嘱不合要求一次扣0.5分。		
	2. 电脑监测血糖医嘱有结果并按医嘱频度执行，执行人签名与监测表上签名一致、执行时间与监测表上执行时间一致。	5	血糖未按要求执行一次扣1分，时间不一致一次扣0.5分。		
	3. 各类药物皮试有结果，皮试双签名，两个皮试之间执行时间大于20分钟。	5	未按要求执行一次扣1分。		
	4. 处理医嘱后执行护士及时签名。	5	一次未签名扣1分。		
	5. st医嘱在15分钟内执行。	2	大于15分钟的一次扣1分。		
	6. 护士未执行的医嘱，备注栏内签"未执行"，并在护理记录单上说明原因。	2	未按要求执行的一次扣0.5分。		
	7. 输血医嘱与交叉单名称、量、成分一致，交叉单核对签名与执行护士签名一致。	6	一项不合要求扣1分。		
	8. 医嘱注明特殊时间点进行的治疗，必须在规定时间内执行。	2	未按要求执行扣1分。		

续表

项目	标准要求	分值	评分方法	存在的问题	扣分
护理记录单（35分）	1.病情栏内按要求记录"重"或"危"，危重患者交接班时除有生命体征记录外，应有神志、皮肤、管道等情况记录。	4	一次记录不合要求扣0.5分。		
	2.病重每天至少记录一次、病危每班至少记录一次，病情变化随时记录。记录内容及时、真实、客观、连续，反映病情动态，体现专科特色，使用医学术语，无错别字。	10	缺一次记录扣2分，记录不合要求一次扣0.5分。		
	3.医嘱进行监护，有具体监测项目，至少每2小时记录一次。	3	缺一项扣1分。		
	4.压力性损伤或其他特殊治疗护理，按要求准确记录观察内容、采取措施、进展情况。	5	未按要求记录一次扣1分。		
	5.根据医嘱记录出入水量、引流量等，统计正确，书写符合要求。	5	一项不合要求扣1分。		
	6.输血需记录起止时间、血型（ABO血型、RH血型）及有无输血反应，非紧急输血应缓慢输入15分钟后再根据患者情况调整输入速度。	5	一项不合要求扣1分。		
	7.手术、危重患者外出检查，必须记录出病房及返回病房时间。	3	未记录具体时间一次扣0.5分。		
评估单（5分）	1.入院评估表填写无漏项，压力性损伤、跌倒评估及时、准确，护理措施完整。	5	一项不合要求扣1分。		
交班报告（5分）	1.护理交班报告日期、页码、患者动态数据填写准确，无涂改、漏项，特殊交班简洁明了；护士长每日审核签名(周末顺延)。	5	一项不合要求扣0.5分。		

续表

项目	标准要求	分值	评分方法	存在的问题	扣分
入院告知（5分）	1.告知及时,当班完成。	2	当班未完成扣1分。		
	2.内容完整,患方签名具有法律效力。	3	内容欠一项扣0.5分,扣完为止。		
其他（5分）	1.病历排列符合要求,资料保存完整。	5	一项不合要求扣1分。		

第五章

专科护理质量管理体系与评价标准

第一节 气道管理护理质量评价标准

检查内容	分数	评价方法	扣分标准	扣分原因	得分
1. 操作者着装规范，戴口罩及手套。熟悉患者的病情、治疗目的及相关知识，严格执行无菌操作。	5	现场查看	一人一项不符合要求扣0.5分。		
2. 密切观察患者病情、面色、呼吸、心率、血氧饱和度的变化，患者如有呼吸困难、皮下或纵隔气肿，套管内及切口部有活动性出血等，应及时通知医生并配合处理，及时记录。	10	现场查看查看记录	一人一项不符合要求扣1分。		
3. 各类导管妥善固定、牢固无松脱，气管插管患者每日更换固定胶布、保持清洁、防止意外脱管；气管套管系带打死结，松紧以一指为宜，随时调整；防止意外拔管：(1)神志清楚者加强沟通；(2)神志不清者予以保护性约束。	15	现场查看	一人一项不符合要求扣2分。		

续表

检查内容	分数	评价方法	扣分标准	扣分原因	得分
4. 保证各类导管及呼吸道通畅，导管连接紧密，无扭曲及漏气，协助患者翻身叩背，有效湿化，及时吸痰，指导清醒患者有效咳嗽；观察并记录分泌物的颜色、性状、量及黏稠度；使用呼吸机者，床旁备简易呼吸器。	10	现场查看	一人一项不符合要求扣1分。		
5. 吸痰患者床旁按要求备治疗盘，气管切开及气管插管患者Q4 h更换，经口鼻吸痰患者Qd更换；各种标识清晰；使用中心吸引装置功能完好；面罩吸氧者应每日更换吸氧导管、面罩及湿化瓶，根据医嘱严格调节氧流量，保证患者有效吸氧；一次性物品必须一次性使用。	15	现场查看	一人一项不符合要求扣2分。		
6. 落实基础护理，根据病情需要每日行口腔护理1~2次，气管插管的患者，防止冲洗液流入气道，保持口腔清洁；保持皮肤清洁干燥，定时更换体位，防止压力性损伤发生。	10	现场查看患者及护理记录	一人一项不符合要求扣1分。		
7. 气管切开者每日2次气管切口护理：用生理盐水或0.5%活力碘消毒切口、管口覆盖2~4层生理盐水纱布。金属气管切开套管，每日更换其内套管3~4次；长期气管切开者，遵医嘱定期更换气管切开套管(一次性导管每周更换1次，金属导管每月更换1次)。	10	现场查看患者及护理记录	一人一项不符合要求扣1分。		
8. 经氧气雾化吸入者，应指导患者正确使用雾化器；调节氧流量为5~10 L/min，保证吸气口喷出均匀雾状药液；观察、记录治疗效果及反应。	5	现场查看	一人一项不符合要求扣1分。		
9. 吸氧患者进食时暂停用氧，防止食物反流入气管引起误吸。	5	现场查看	一人一项不符合要求扣1分。		

续表

检查内容	分数	评价方法	扣分标准	扣分原因	得分
10.各类仪器设备使用后及时清理,定期消毒并有记录。	5	现场查看	一项不符合要求扣1分。		
11.加强心理护理,做好健康教育,告知患者或家属治疗的目的、注意事项、饮食、活动、康复训练等。	10	访谈患者或家属	一人一项不符合要求扣1分。		

第二节 康复护理质量评价标准

项目		标准要求	分值	评分方法	计分
外科加速康复(50分)	术前管理(25分)	1.术前、介入、放疗前宣教:针对不同患者,采用卡片、多媒体、展板等形式重点介绍麻醉、手术、术后处理等围手术期诊疗过程,包括术前禁食禁饮要求,术后早期进食、早期下床活动及功能锻炼方法,患者知晓自己在此计划中所发挥的重要作用等。	3	每科室随机现场查看并提问三位准备手术的患者,一项不符合要求扣0.5分。	
		2.术前戒烟、戒酒:术前戒烟至少2周,戒酒4周。	2	每科室随机现场查看并提问三位准备手术的患者,一项不符合要求扣0.5分。	
		3.术前访视与评估:①术前全面筛查患者营养状态、心肺功能及基础疾病。②并经相关科室会诊予以纠正及针对性治疗,术前将患者调整至最佳状态。③针对伴随疾患及可能的并发症制定相应预案。④初步确定患者是否具备进入ERAS相关路径的基础和条件。	4	每科室随机现场查看并提问三位准备手术的患者,一项不符合要求扣0.5分。	
		4.术前营养支持治疗:①术前应采用营养风险评分,进行全面的营养风险评估。②当患者存在严重营养风险,对该类患者应进行支持治疗。③术前营养支持治疗时间一般为7~10 d。	3	查看现场,一项不符合要求扣0.5分。	

续表

项目		标准要求	分值	评分方法	计分
外科加速康复(50分)	术前管理(25分)	5.术前肠道准备：①不推荐对包括结直肠手术在内的腹部手术患者常规进行机械性肠道准备。②术前机械性肠道准备仅适用于需要术中结肠镜检查或有严重便秘的患者。③针对左半结肠及直肠手术，根据情况可选择性进行短程的肠道准备。	3	查看现场，不符合要求扣0.5分。	
		6.术前禁食禁饮：①除合并胃排空延迟、胃肠蠕动异常和急诊手术等患者外，目前提倡禁饮时间延后至术前2 h，之前可口服清饮料；②禁食时间延后至术前6 h，之前可进食淀粉类固体食物（牛奶等乳制品的胃排空时间与固体食物相当），但油炸、脂肪及肉类食物则需要更长的禁食时间。③术前推荐口服含碳水化合物的饮品。	5	查看三位术前患者，不符合要求扣0.5分；现场提问一名护士相关知识：①口服清饮料包括清水、糖水、无渣果汁、碳酸类饮料、清茶及黑咖啡（不含奶），不包括含酒精类饮品；②术前口服含碳水化合物的饮品是在术前10 h予患者饮用12.5%的碳水化合物饮品800 mL，术前2 h饮用≤400 mL。一人一项不符要求扣0.5分。	
		7.术前麻醉用药：①术前不应常规给予长效镇静和阿片类药物。②如果必须，可谨慎给予短效镇静药物。③老年患者术前应慎用抗胆碱药物及苯二氮䓬类药物。	3	查看三位术前患者，不符合要求扣0.5分。	
		8.预防性抗生素的使用：①预防用药应同时包括针对需氧菌及厌氧菌。②应在切开皮肤前30 min至1 h输注完毕。③如果手术时间>3 h或术中出血量>1000 mL，可在术中重复使用1次。术前带抗生素进入手术室。	3	查看三位术前患者，不符合要求一项扣0.5分。	

续表

项目		标准要求	分值	评分方法	计分
外科加速康复（50分）	术前管理（25分）	9.鼻胃管留置：①择期腹部手术不推荐常规放置鼻胃管减压。②如果在气管插管时有气体进入胃中，术中可留置鼻胃管以排出气体，但应在患者麻醉清醒前拔除。	2	查看现场，不符合要求一项扣0.5分。	
		10.腹腔引流：①不推荐对腹部择期手术常规放置腹腔引流管。②对于存在吻合口漏的危险因素如血运、张力、感染、吻合不满意等情形时，建议留置腹腔引流管。	2	查看现场，一项不符合要求扣0.5分。	
	术后管理（25分）	11.导尿管的留置：①一般术后6~10小时拔除尿管，最迟不超过24小时。②行经腹低位直肠前切除术的患者可留置导尿管2d左右或行耻骨上膀胱穿刺引流。	2	查看现场，一项不符合要求扣0.5分。	
		12.围手术期液体治疗：提倡以目标为导向的液体治疗理念，根据不同的治疗目的、疾病状态及阶段个体化制定并实施合理的液体治疗方案。	2	查看现场，不符合要求一项扣0.5分。	
		13.术后疼痛管理：①有效的运动痛控制（视觉模拟评分法（VAS）≤3分）。②较低的镇痛相关不良反应发生率。③加速患者术后早期的肠功能恢复，确保术后早期经口摄食及早期下地活动。④在控制切口疼痛方面，对于开放手术，推荐连续中胸段硬膜外患者自控镇痛（PCEA）联合非甾体消炎药（NSAIDs）。NSAIDs可使用至出院前，但应根据患者年龄、术前并存疾病（消化道疾病、心血管疾病等）、手术类型、术前肾功能等状况评价潜在吻合口漏、急性肾损伤等风险。实施PCEA应密切监测并加以预防并发症。	4	查看三位患者，有疼痛观察、效果评价记录，一项不符合要求扣0.5分。	

续表

项目		标准要求	分值	评分方法	计分
外科加速康复(50分)	术后管理(25分)	14. 术后恶心、呕吐的预防与治疗：①提倡使用两种止吐药以减少 PONV。5-HT3 受体拮抗剂为一线用药，可以复合小剂量地塞米松(4~8 mg)；②二线用药包括抗组胺药、丁酰苯和吩噻嗪类药物等，也可依据患者的高危因素采取其他措施降低 PONV 的风险，包括使用丙泊酚麻醉诱导和维持、避免使用挥发性麻醉药、术中术后阿片类药物用量最小化及避免液体过负荷等。	2	查看现场和资料，有护理观察、效果评价记录，一项不符合要求扣1分。	
		15. 术后饮食：①一旦患者恢复通气可由流质饮食转为半流饮食，摄入量根据胃肠耐受量逐渐增加。②当经口能量摄入少于正常量的60%时，应鼓励添加口服肠内营养辅助制剂，出院后可继续口服辅助营养物。	3	查看三位术后患者，查看现场和资料，提问护士，一项不符合要求扣0.5分。	
		16. 术后早期下床活动：①实现早期下床活动应建立在术前宣教、多模式镇痛以及早期拔除鼻胃管、尿管和腹腔引流管等各种导管的基础之上。②推荐术后清醒即可半卧位或适量在床活动，无须去枕平卧6 h；③术后第1天即可开始下床活动，建立每日活动目标，逐日增加活动量。	4	查看三位术后患者，查看记录，询问护士，一项不符合要求扣0.5分。	
		17. 出院随访及结果评估：①在患者出院后24~48 h 内应常规进行电话随访及指导；②术后7~10 d 应至门诊进行回访，进行伤口拆线、告知病理学检查结果、讨论进一步的抗肿瘤治疗等。③一般而言，ERAS 的临床随访至少应持续到术后30 d。	3	查看资料，一项不符合要求扣0.5分。	

续表

项目		标准要求	分值	评分方法	计分
普通康复(50分)	护理常规和记录(7分)	1. 科室有康复护理活动的常规或工作制度、实施流程等。	3	查看资料,一项不符合要求扣0.5分。	
		2. 根据患者情况配合医生/康复师制定康复训练计划或个体化康复方案。	2	查看资料,一项不符合要求扣0.5分。	
		3. 实施的康复训练项目记录在护理记录单中。如实施踝泵功能训练、效果评价等。	2	查看护理记录,一项不符合要求扣0.5分。	
	评估(11分)	4. 对自理能力缺陷患者及时、正确评估患者日常生活活动能力,至少每周1次。	2	查看护理记录,一项不符合要求扣0.5分。神志清楚且65岁患者。	
		5. 对危重、长期卧床、四肢功能障碍等患者及时正确评估:①患者肌力,②关节活动范围,③步态,至少每周1次。	3	查看护理记录,一项不符合要求扣0.5分。	
		6. 患者康复锻炼时及时评估:①疼痛程度,②心理状态,③训练能力。	3	查看护理记录,一项不符合要求扣0.5分。	
		7. 患者康复锻炼后及时评估:①训练后感受,②训练效果,③影响患者康复训练因素	3	查看护理记录,一项不符合要求扣0.5分。	
	实施(22分)	8. 肺康复指导:①指导患者翻身叩背、有效咳嗽,②排痰,③使用肺康复锻炼工具(气球、呼吸训练器)。	3	查看三位患者,查看记录,询问护士,一项不符合要求扣0.5分。	
		9. 排便指导:①指导患者床上大小便。②指导留置尿管的患者行膀胱功能训练。	2	查看三位患者,查看记录,询问护士,一项不符合要求扣0.5分。	
		10. 体位指导:①良肢位摆放;②指导患者从卧位-坐位-站立-行走;③指导患者乘坐轮椅、使用拐杖、助行器等辅助工具,患者是否掌握起床3步曲。	3	查看三位患者,查看记录,询问护士,一项不符合要求扣0.5分。	

续表

项目	标准要求	分值	评分方法	计分
普通康复(50分)	实施(22分)	11.四肢功能锻炼：①指导患者患肢和制动肢体肌肉等长收缩运动。②指导卧床患者进行健侧肢体和未制动肢体主动运动。③指导上肢功能障碍患者洗脸、洗手、刷牙、吃饭。④指导四肢功能障碍患者穿脱衣裤。⑤指导患者握拳、脚趾运动。⑥指导患者精细操作如扣纽扣、系皮带。⑦指导患者借助工具或其他方法行被动运动。	14	查看三位患者，查看记录，询问护士，一项不符合要求扣0.5分。	
	沟通(10分)	12.与患者家属沟通：①主动与患者沟通，鼓励其增强康复训练信心。②给康复训练患者提供精神上支持。③给患者讲解如何表达与康复训练相关的主观及客观感受。④向患者及家属说明康复重要性。⑤向患者及家属说明康复训练中安全措施。	10	查看三位患者，查看记录，询问护士，一项不符合要求扣0.5分。	

第三节 管道护理质量评价标准

项目	标准要求	分值	评分方法及扣分细则	计分
调研	1.科室留置管道患者数：____人（包括：胃管、气管插管、气管切开导管、脑部、胸部、腹部及专科引流管、尿管、CVC、中线导管、PICC）。		每科室每种管道随机抽查三人(不足三人以实际人数调查)；每科室至少拍摄一张维护欠规范的照片。	
	2.管道类型：胃管或胃肠管：____人；气管插管：____人；气管切开导管：____人；脑部引流管：____人；胸部引流管：____人；腹部引流管：____人；专科引流管：____人；尿管：____人；CVC：____人；中线导管：____人；PICC：____人。			

续表

项目	标准要求	分值	评分方法及扣分细则	计分
评估 (7分)	1.科室有导管脱落防范及应急处理预案。	1	科室无应急预案扣2分。	
	2.有管道护理联络员,科室进行管道护理相关知识培训。	1	无联络员扣1分;未进行相关知识培训扣1分。	
	3.护士能正确使用评估量表进行评估。	2	现场抽考护士1名,不能正确评估扣2分。	
	4.导管风险评估与患者病情相符;"脱管高危"患者至少每周动态评估一次。	3	现场查看患者1名,评估不准确扣3分。	
标识 (9分)	1.管道标识清晰无遮挡和污染。	1	现场查看,一人一项不符合要求扣0.5分,扣完为止。	
	2.管道标识粘贴位置正确:管道与引流袋接口上端三横指处(约5 cm)(尿管可粘贴在接头分叉处;CVC、中线导管、PICC粘贴在靠近接口处)。	2		
	3.管道标识内容规范:包括管道名称、置管时间/维护时间等。	1		
	4.床尾挂"防管道脱落"或"脱管高危"警示标识。	2		
	5.胃肠营养液滴注、膀胱冲洗和引流管冲洗等须挂警告标识并分开挂放。	3		
导管固定 (28分)	1.胃管:使用高举平台法行二次固定无松脱;行口腔护理或指导刷牙2次/天。	3	现场查看,一人一项不符合要求扣1分,扣完为止。	
	2.尿管:使用高举平台法行二次固定无松脱;患者会阴清洁。	3		
	3.气管切开:固定规范无松脱,松紧以1~2指适宜;保持切口清洁干燥,切口周围纱布定时更换,若金属套管内套管按规定定时清洗消毒。	4		
	4.气管插管:固定规范无松脱,寸带松紧以1~2指适宜;行口腔护理2次/天,口腔无异味。	4		
	各班定时检查管道插入的深度,准确记录,班班交接。	4	查看两位患者护理记录,一人一项不符合要求扣1分。	

续表

项目	标准要求	分值	评分方法及扣分细则	计分
导管固定（28分）	5.胸腔闭式引流管：使用高举平台法行二次固定无松脱；保持通畅，观察水柱波动情况。	4	现场查看，一人一项不符合要求扣1分，扣完为止。	
	6.各种引流管及CVC、中线导管、PICC：使用高举平台法行二次固定无松脱。	4		
	7.各种管道若有缝线固定，观察缝线有无松脱。	2	现场查看，一人一项不符合要求扣1分，扣完为止。	
导管引流（13分）	1.管道引流通畅：①无打折；②无移位；③无松脱；④无堵塞（如为夹闭状态，提问责任护士知晓夹闭指征、时间及注意事项）。	4	现场查看，一人一项不符合要求扣1分，扣完为止。	
	2.引流瓶的位置不能高于插管口平面，搬运或转运病人时，管道无牵拉，有保护引流管措施，以免发生逆行感染和脱管。	4		
	3.负压引流的导管，应调节好所需负压，保持负压状态。	3		
	4.观察并记录引流液的颜色、性质及量，做好护理记录。	2	查看两位患者护理记录，一人一项不符合要求扣1分。	
管道护理（18分）	1.检查引流管各衔接处是否紧密。	2	现场查看，一人一项不符合要求扣1分，扣完为止。	
	2.置管部位皮肤状况良好，伤口敷料无渗血、渗液。	2		
	3.引流袋无过期，普通引流袋3~4天更换，抗逆流引流袋7天更换，特殊情况按照产品说明书更换。	3		
	4.使用约束带患者固定规范：①松紧适度；②长短适宜，以不能抓取到管道为宜。	3	现场查看，一人一项不符合要求扣2分。	

续表

项目	标准要求	分值	评分方法及扣分细则	计分
导管固定(18分)	5.使用约束手套固定规范：①松紧适度；②手套无损坏；③长短适宜，以不能抓取到管道为宜。	3	现场查看，一人一项不符合要求扣1分。	
	6."脱管高危"患者，落实防范措施并书写护理记录。	2	现场查看一位患者护理记录。不符合要求扣2分。	
	7."脱管高危"患者，建立交接单并落实班班交接，每班对导管刻度、固定情况、引流情况、约束情况等进行床旁交接和记录(各监护室在每班的护理记录中体现)。	3	现场查看高危患者交接单一人。一人一项不符合要求扣1分。	
操作规范(13分)	1.用酒精棉签将局部皮肤清洁，去脂。	2	现场抽考护士1名，考核导管的规范固定；考核导管选择：气管插管>胸腔引流管>腹腔引流管>胃管>尿管。	
	2.胶布撕取：从中间正确撕取离型纸。	2		
	3.管道固定：固定规范，高举平台法。	3		
	4.气管插管导管维护前查看导管插入长度，气管导管与牙垫固定方法正确，寸带固定松紧度适当。	3		
	5.护士熟练掌握管道脱出后应急预案。	3	现场提问护士1名（各类监护室提问护士2名），知晓度≤70%、60%、50%依次扣1、2、3分。	
健康教育(9分)	1.患者及家属表示接受过护士关于管道宣教的相关内容。	1	现场提问患者和家属各一人（监护室不提问），一人一项不符合要求扣1分，扣完为止。	
	2.患者及家属知晓观察要点：①留置管道的目的、重要性及脱管后的危害，"防管道脱落"或"脱管高危"标识意义；②保持通畅，避免导管打折、牵拉、受压等；③管道固定后翻身、下床活动的方法及注意事项；④出现管道松脱等异常情况及时告知医护人员。	8		
质量改进(3分)	科室发生非计划拔管不良事件后有讨论分析记录，有相关知识培训记录及整改措施。	3	未组织讨论分析扣1分/例；无培训记录及整改措施扣1分/例，扣完为止。	

第四节 糖尿病专科护理质量评价标准

标准要求		评价方法
一、科室管理部分		
1. 科室有固定糖尿病联络员。		达标□ 不达标□
2. 糖尿病联络护士加入糖尿病小组微信群。		达标□ 不达标□
3. 糖尿病联络护士指导责任组管理本科室糖尿病患者。	①清楚本科室有哪些糖尿病患者。	达标□ 不达标□ 无此项□
	②协助责任护士进行健康宣教。	达标□ 不达标□ 无此项□
4. 科室有糖尿病健康宣教资料。		达标□ 不达标□ 无此项□
5. 科室有备用"胰岛素分类及说明"图示,以供工作参考。		达标□ 不达标□
6. 胰岛素笔统一管理、分类、定点放置(统一放治疗室)。		达标□ 不达标□
7. 胰岛素笔标示规范,笔芯与医嘱相符。		达标□ 不达标□ 无此项□
8. 定期进行血糖仪校正。	①糖尿病专科每周、非糖尿病专科每月校正液校正。	达标□ 不达标□
	②每半年大生化比对。	达标□ 不达标□
9. 使用中的胰岛素笔芯。	①注明开瓶时间。	达标□ 不达标□ 无此项□
	②笔芯外观完整、清洁、无气泡。	达标□ 不达标□ 无此项□
	③胰岛素名称对准窗口。	达标□ 不达标□ 无此项□
10. 糖尿病患者能获得规范的血糖监测(遵医嘱测血糖)。		达标□ 不达标□ 无此项□
11. 血糖过高(≥16.7 mmol/L)或过低(≤3.9 mmol/L)时及时报告医生处理。		达标□ 不达标□ 无此项□
12. 非内分泌科签定胰岛素泵使用告知书。		达标□ 不达标□ 无此项□
13. 落实胰岛素泵的巡查。		达标□ 不达标□ 无此项□
14. 血糖记录单记录规范。	①血糖监测时间正确。	达标□ 不达标□
	②无漏填。	达标□ 不达标□
	③异常血糖记录规范,同步书写护理记录。	达标□ 不达标□

续表

标准要求		评价方法
二、护理人员知晓部分		
1. 护士知晓医院糖尿病餐订餐方式。		达标□ 不达标□
2. 护士掌握糖尿病饮食原则。	①热能量化。	达标□ 不达标□
	②搭配合理。	达标□ 不达标□
	③饮食均衡。	达标□ 不达标□
3. 护士能对患者进行正确运动指导。	①循序渐进。	达标□ 不达标□
	②量力而行。	达标□ 不达标□
	③持之以恒。	达标□ 不达标□
4. 护士知晓胰岛素正确保存。	①使用中的胰岛素笔芯室温保存15~30 ℃。	达标□ 不达标□
	②未开封胰岛素2~8 ℃保存。	达标□ 不达标□
	③静脉使用胰岛素2小时内有效。	达标□ 不达标□
	④皮下使用胰岛素28天内有效,特殊胰岛素参照说明书(德谷胰岛素8周内有效)。	达标□ 不达标□
5. 护士知晓分管患者注射胰岛素。	①剂型。	达标□ 不达标□
	②起效时间。	达标□ 不达标□
6. 护士知晓胰岛素注射方法正确。	预混胰岛素充分混匀。	达标□ 不达标□
	75%酒精消毒2遍、待干。	达标□ 不达标□
	注射部位合适。	达标□ 不达标□
	针头一次性使用。	达标□ 不达标□
	正确捏皮。	达标□ 不达标□
	停留10秒以上。	达标□ 不达标□
	正确处理医疗垃圾。	达标□ 不达标□
7. 护士知晓患者所服用口服降糖药相关知识。	服用方法。	达标□ 不达标□
	不良反应。	达标□ 不达标□

续表

标准要求		评价方法
8. 护士正确监测血糖。	75%酒精消毒2遍、待干。	达标□ 不达标□
	血糖试纸保存正确。	达标□ 不达标□
	试纸批号和仪器代码一致。	达标□ 不达标□
	血糖监测时间正确。	达标□ 不达标□
	采血部位和方法正确。	达标□ 不达标□
	正确处理医疗垃圾。	达标□ 不达标□
	记录血糖值。	达标□ 不达标□
9. 护士知晓高低血糖预警值及处理。	血糖≥16.7 mmol/L报告医生处理并记录。	达标□ 不达标□
	血糖≤3.9 mmol/L报告医生处理并记录。	达标□ 不达标□
10. 护士知晓胰岛素泵使用注意事项。	①按时监测血糖。	达标□ 不达标□ 无此项□
	②进餐前调餐前大剂量。	达标□ 不达标□ 无此项□
	③特殊检查MRI、CT、胸片等取泵。	达标□ 不达标□ 无此项□
11. 护士掌握低血糖相关知识。	诱因：①使用胰岛素或胰岛素促泌剂；②未按时进食、进食少；③呕吐、腹泻；④空腹饮酒；⑤运动量增加。	达标□ 基本达标□ 不达标□
	临床表现：①心悸；②出汗；③头晕；④手抖；⑤饥饿感；⑥神志改变。	达标□ 基本达标□ 不达标□
	处理：①立即监测血糖并报告医生；②清醒患者进食15~20克含糖食物如2~3颗水果糖、4块苏打饼干等；昏迷患者静脉注射50%葡萄糖20-40毫升；③15分钟后复测血糖。	达标□ 基本达标□ 不达标□

续表

标准要求		评价方法
三、患者知晓部分		
1.患者能根据疾病要求备餐或定制糖尿病饮食。		达标□ 不达标□ 无此项□
2.患者知晓运动的相关知识。	时间：餐后1小时。	达标□ 不达标□ 无此项□
	方式：①散步；②慢跑；③哑铃。	达标□ 基本达标□ 不达标□ 无此项□
	频率：每周5次，每次30分钟。	达标□ 基本达标□ 不达标□ 无此项□
	注意事项：①选择正确运动方式；②避免空腹运动；③注意安全防跌倒、低血糖；④随身带含糖食物、急救小卡。	达标□ 基本达标□ 不达标□ 无此项□
3.患者知晓所服用口服降糖药相关知识。	服用方法。	达标□ 不达标□ 无此项□
	不良反应。	达标□ 不达标□ 无此项□
4.患者知晓注射胰岛素后进餐时间。		达标□ 不达标□ 无此项□
5.患者知晓胰岛素泵使用注意事项。	按时监测血糖。	达标□ 不达标□ 无此项□
	进餐前调餐前大剂量。	达标□ 不达标□ 无此项□
	特殊检查MRI、CT、胸片等取泵。	达标□ 不达标□ 无此项□
6.患者知晓血糖监测的时间和次数。		达标□ 不达标□ 无此项□
7.患者知晓低血糖相关知识。	症状：①心悸；②出汗；③头晕；④手抖；⑤饥饿感；⑥神志改变。	达标□ 基本达标□ 不达标□ 无此项□
	预防措施：①正确使用降糖药；②按时按量进餐；③合理运动。	达标□ 基本达标□ 不达标□ 无此项□
	处理：①报告医务人员；②监测血糖；③进食含糖食物。	达标□ 基本达标□ 不达标□ 无此项□
8.患者知晓定期内分泌门科随诊。		达标□ 不达标□ 无此项□

第五节 老年护理质量评价标准

老年护理质量(临床科室)评价标准

条目	评价内容	评价方法	扣分	得分
无障碍环境(12分)	1.病房区域照明均匀充足(1分),温、湿度适中(1分)。	重点巡查病房灯光照明情况,温、湿度情况。		
	2.病房装配有时钟、日历和提示板(2分)。	巡查病室内情况。		
	3.病床床头床尾可调节,有床档(1分)。	巡查病室内床的配置情况。		
	4.在病床旁边应设置呼叫器及清晰易于使用的床灯开关(1分)。	巡查病室内床旁设施配置情况。		
	5.病房家具稳固,应为圆边或在家具尖角、墙角处安装防撞护角、防撞条(2分)。	重点巡查病室内家具配置情况。		
	6.病房设有高度、深度合适,有扶手、椅背,安全舒适的适老化座椅(2分)。	现场查看。		
	7.住院病区有轮椅、平车等移乘设备、辅具用品供老年患者使用(2分)。	现场查看实物和相关记录。		
管理与培训(8分)	8.院内老年患者常见的护理问题或复杂个案的处理邀请老年专科护士会诊,给予指导(4分)。	查阅相关资料。		
	9.有开展或派护理人员参加相关老年医学、老年护理等知识及技能培训(4分)。	查看相关培训计划、课件、报道或参训结业证书等资料。		

续表

条目	评价内容	评价方法	扣分	得分
护理服务(71分)	10.有对老年患者高风险因素(跌倒、坠床、肺栓塞、误吸等情况)应急处置方案(4分),能给予早期识别(4分)与干预,识别老年患者护理需要,制定、落实护理措施(4分),并进行效果评价(4分)。	随机抽查3份病历,查看老年患者高风险因素早期识别与干预情况,是否有高风险状态的标识。		
	11.建立并落实安全用药工作指引(4分)。护士能结合患者的状态,正确选择用药的途径方法和工具,正确指导患者服药(4分),能观察和判断用药后的反应、副作用,并做出初步处理(4分)。	科室有安全用药的工作指引,做到"服药到口";查阅临床护士参与用药指导的日常工作记录。		
	12.为住院老年患者提供老年饮食指导或营养饮食服务(4分);对进食障碍的患者及时做好饮食护理(4分)。	现场查看营养服务开展情况。		
	13.需约束的老年患者执行约束护理,做好交接班(2分),向患者、家属做好告知(2分)。	查看2份病历,查看知情告知制度的执行情况。		
	14.老年患者及其家属参与诊疗与照护计划的制定(2分)。	访谈患者及其家属,了解参与照护计划制定的过程和效果。		
	15.对情感障碍患者注意沟通方式方法,做好心理护理(2分)。	现场查看心理护理开展情况。		
	16.建立并落实身份/意识状态/危急值识别工作指引(3分)。老年患者身份识别方法正确(3分);责任护士向上级护士或医生汇报患者病情时,除报告如实验室"危急值"指标外,还应报告如生命体征、意识、吞咽、尿便、跌倒、压力性损伤等临床"危急值"指标,为患者整体护理和临床治疗提供预警信息(3分)。	查看相关规定和执行情况。		

续表

条目	评价内容	评价方法	扣分	得分
护理服务(71分)	17.建立并落实预防跌倒、压力性损伤、窒息、老年人痴呆、吞咽困难等老年综合征的评估与干预措施(4分),并提供规范化的服务(4分)。	查阅老年常见疾病、症状的护理常规,查看其是否在临床工作中得到规范化应用。		
	18.建立并落实失禁、便秘、疼痛、深静脉血栓、睡眠护理工作指引(3分),并提供规范化服务(4分);对患者或家属提供有关药物、非药物治疗疼痛、预防便秘、深静脉血栓的健康教育(3分)。	科室有深静脉血栓、失禁和便秘的护理指引;通过有效的沟通,获取尿便异常的真实状况;选择合适的疼痛护理评估方法与工具;对睡眠障碍的老年患者,评估睡眠状况,找出睡眠障碍的原因并制定护理措施。		
健康宣教(9分)	19.有面向老年人及照护者的健康教育制度(3分)。	查阅相关资料。		
	20.以合适的形式向老年人及照护者提供健康宣教(4分)。	查阅相关资料,查看其位置是否醒目,是否易获取;健康教育资料内容、方式贴近老年人的需求,如教育资料的字号、色彩、图案、内容、语言。		
	21.为老年患者制定出院计划和出院宣教材料(2分)。	查看出院服务中心的相关制度、服务流程,访谈患者,查阅病历。		

老年护理质量(门诊)评价标准

条目	评价内容	评价方法	扣分	得分
友善氛围(8分)	1.老年人在医院就医受到尊重,工作人员能以尊敬的态度、易懂的语言、清晰的文字或图片与老年人交流(2分)。	实地巡查门急诊在引导老年人就医全流程中(就诊、检查、取药)的言行,访谈老人及其照护者的满意度。		
	2.有便于老年人阅读理解或浏览的各类便民服务信息公示,包括但不限于服务时间、收费标准、专家与专家出诊信息和优先挂号、就诊、检查、取药标牌等(4分)。	实地查看有无相应公示标牌,标牌位置是否醒目,现场访谈老人及其照护者对标牌内容有无阅读理解困难。		
	3.有面向老年人的就医指导制度(2分)。	查阅相关资料。		
健康宣教和培训(14分)	4.有面向老年人及照护者的健康教育制度(3分)。	查阅相关资料。		
	5.以合适的形式向老年人及照护者提供健康宣教(4分)。	查阅相关资料,查看其位置是否醒目,是否易获取。		
	6.有开展老年友善医疗机构建设培训,职工能参与医院老年友善医疗机构建设相关工作(3分)。	查看相关培训计划、课件、报道及工作记录等资料。		
	7.有开展或派员参加相关老年医学、老年护理等知识及技能培训(4分)。	查看相关培训计划、课件、报道或参训结业证书等资料。		
绿色就医服务(11分)	8.有电话、网络、现场预约等多种挂号方式(2分)。	现场查看。		
	9.有为老年患者提供一定比例的现场号源(2分)。	现场查看。		
	10.挂号、收费等设有人工服务窗口及现金收费窗口(2分)。	现场查看。		
	11.有专兼职人员主动为老年患者提供就医咨询、分诊、导医等服务(2分)。	现场查看,并查阅相关记录。		
	12.智能设备配备有人工服务(1分)。	现场查看。		
	13.在门急诊有轮椅、平车等移乘设备、辅具用品供老年患者使用(2分)。	现场查看实物和相关记录。		

续表

条目	评价内容	评价方法	扣分	得分
无障碍环境(16分)	14.医院内标志醒目、简明、易懂,具有良好的导向性(2分)。	重点巡查标志是否颜色醒目、简单易懂、字体大小合适、高度和位置适当。		
	15.医院主要出入口处有方便老年人上下车的临时停车区和安全标识(2分)。	巡查临时停车区、限速、禁止鸣笛、急转弯、减速带等标识。		
	16.主要出入口应为无障碍出入口,宜设置为平坡出入口(1分)。	重点巡查门急诊和住院病区情况。		
	17.室内通道应设置无障碍通道,并按《无障碍规范》(GB50763)要求设置扶手,楼梯两侧安装有扶手,有坡道的地方至少有一侧安装扶手,长的走道、坡道间隔、长楼梯拐角处设有休息区或休息椅(3分)。	现场巡查,室内通道设置有无障碍通道计1分,扶手设置符合要求计1分,休息区或休息座椅设置符合要求计1分。		
	18.同一建筑内应至少设置1部无障碍电梯(1分)。	现场巡查无障碍电梯设置情况。		
	19.首层应至少设置1处无障碍厕所,各楼层至少有1处公共厕所满足无障碍设计要求,病房内厕所设置有安全抓杆(3分)。	现场巡查,首层设置有无障碍厕所计1分,各楼层均有满足无障碍设计要求的公共厕所计1分,病房厕所有安全抓杆计1分。		
	20.门急诊挂号、收费、取药处和诊区、病区护士站、服务台等处设置有低位服务设施(2分)。	现场巡查,门急诊挂号、收费、取药处和诊区、病区护士站、服务台等处有1处有低位设施即计1分,3处以上有低位设施计2分。		
	21.医院内地面防滑、无反光,走道、坡道、楼梯表面有防滑措施(1分);区域连接处平顺、无高低差(1分)。	现场查看相关情况。		

第六节　VTE 院内防治护理质量评价标准

项目	评价内容	分值	评价方法及扣分细则
一、组织管理（16分）	1.有住院患者 VTE 风险防范制度及流程。	2	查阅资料。无联络员扣1分，无职责扣0.5分，无自查资料扣0.5分。
	2.设置 VTE 风险管理护理联络员。	2	
	3.有 VTE 风险管理护理联络员相关职责。	2	
	4.质量自查，有持续改进措施。	2	
	5.高危患者有质量监测登记。	3	有高危患者质量监测登记，无扣2分，漏登记扣1分。
	6.发生 VTE 案例有上报，有统计分析。	2	查看有无分析统计资料。
	7.按护理部要求定期组织护理人员的培训、指导及相关护理规范与标准的落实。	3	查看科室培训记录（每季度至少一次）。
二、风险评估（16分）	1.统一评估量表，护理人员评估及时、准确。	6	抽查2名患者，评估不及时扣1分/人，评分不准确扣0.5分/分。未使用全院统一量表扣2分。
	2.护士知晓 VTE 风险评估表（Capri 表/Padua 表）的评估内容、时机、危险。	4	提问1~2名护士（Capri 表/Padua 表）知晓度：低于70%、60%依次扣1.0、2.0、3.0分。
	3.有 VTE 风险的住院患者进行出血风险评估，制定出血风险评估的标准化流程与规范制度。	2	无制度流程扣1分。
	4.住院期间，针对病情变化的患者应实行动态的出血风险评估，评估及时、规范。	4	抽查1~2名抗凝治疗患者，查看有无出血风险，不符合抗凝要求扣1分、未动态评估扣0.5分。

续表

项目	评价内容	分值	评价方法及扣分细则
三、健康宣教（15分）	1. 护士按照VTE风险评估等级及患者情况对患者及家属进行针对性的VTE知识宣教。	5	未落实健康宣教扣2分/人。
	2. 护士为VTE风险评估高危患者发放健康质料并引导阅读内容。	5	无健康教育宣传质料扣3分。未下发给患者指导学习扣1分/人。
	3. 患者及家属知晓床头标识(高危)含义，DVT及PTE的临床表现、预防措施。	5	提问1名患者或家属知晓预防措施，知晓度：低于70%、60%、50%依次扣1.0、2.0、3.0分/人。
四、预防对策（12分）	1. 护士知晓VTE风险分级，相应程序化对策方案。	5	提问1名护士知晓度：低于70%、60%、50%以次扣1.0分、2.0、3.0分。
	2. 高危科室有间歇充气加压泵、分级加压弹力袜和足底静脉泵等机械预防设施。	2	高危科室无机械预防设施扣2分(骨科、神经科、妇产、肿瘤)。
	3. VTE风险评估为高危患者有相应预防措施并在医嘱中体现。	5	查至少2名高危患者，措施未落实扣3分/人，落实不到位扣2分/人、医嘱无体现扣0.5分/人。
五、预警管理（18分）	1. 医护沟通，管床医生、护士知晓本组VTE高危患者。	2	提问医生护士，护士不知晓扣2分，医生不知晓扣1分。
	2. VTE风险为中、高危患者，血栓形成患者床头有警示标识，信息系统有提示。	4	查看中高危及血栓形成患者，漏标识1分/人/处。标识不准确扣1分/人/处。
	3. 护士知晓DVT、PTE临床表现。肺栓塞应急预案。	4	提问1名护士知晓度：低于70%、60%、50%以次扣1.0分、2.0、3.0分。
	4. DVT风险评估为高危患者护士每班床头交接并体查。掌握腿围测量方法。	5	高危患者未落实交接班观察肢体情况扣2分。抽查一名护士腿围测量低于70%、60%、50%以下依次扣1.0、2.0、3.0分。
	5. 护士知晓低分子肝素注射方法。	3	现场考核1名护士,知晓度：低于70%、60%、50%以次扣1.0分、2.0、3.0分。

续表

项目	评价内容	分值	评价方法及扣分细则
六、文书记录(13分)	1. VTE 风险评估后有记录，体现动态评估，高危护理记录单有分值及措施体现。	4	中高危无评估记录单扣 3 分，护理记录单高危无分值及措施体现扣 2 分，无未体现动态评估扣 2 分。
	2. 出现 VTE 和 PTE 症状时及时发现并记录。	5	出现症状无记录扣 3 分，无连续性观察扣 2 分。
	3. 抗凝治疗有出血风险观察记录体现。	4	抽查抗凝治疗患者，出血观察无记录扣 2 分/人，无连续性扣 1 分/人。
七、出院回访(10分)	1. 出院时评分为 VTE 高危患者，落实出院宣教(用药、复查、活动、休息、饮食)。	3	现场查看或演示护士对 VTE 高危患者出院宣教，缺一项扣 0.5 分。
	2. VTE 高危患者有专人(联络员或责任护士)回访。随访方式包括：来院随访、门诊复诊或电话随访等。	4	无回访资料扣 4 分。资料不全扣 2 分。
	3. 高危患者回访率 100%。	3	低于 70%、60% 依次扣 1.0、2.0、3.0 分。

第七节 血管通路护理质量评价标准

项目	评价标准	检查方法	评分方法											
调研	A.调查对象：1. 本科住院患者　　　人　　2.接受静脉输液治疗患者　　　人　　3.输液患者占住院患者　　　% B.选择穿刺工具：1. PVC　　例；　2. CVC　　例；　3. PICC　　例；　4. PORT　　例；　5. 中长导管　　例；　6. 头皮钢针　　例 C.导管使用率　　%(钢针除外)														
选择血管通路/穿刺部位(15分)	A.正确使用钢针： 1.输液<4小时 2.仅限于单次输液/当日临时输液 3.未输化疗药 4.未输高渗药 5.未输血管活性药 B.合理选择穿刺部位： 1.避免关节处穿刺 2.导管尖端未在关节处 3.避免乳房根治术和腋下淋巴结清扫术患肢穿刺 4.避免选择有血栓史、血管手术史的静脉穿刺 5.穿刺部位皮肤无红肿、硬结、疤痕、破损等 6.首选前臂穿刺 7.患者舒适	1. 共抽查5例钢针、PIVC输液患者，优先查2例钢针患者。 2. 评估血管通路选择的正确性，每处缺陷扣0.5分，扣完为止。	原因分析(例：若使用钢针时，输液时间>4 h，则在A1项内打×)											
			患者	选择血管通路	A1	A2	A3	A4	A5	B1	B2	B3	B4	B5	B6	B7
			床号	钢针												
			床号	钢针												
			床号	PIVC												
			床号	PIVC												
			床号	PIVC												
			单项缺陷例数统计：													

续表

项目	评价标准	检查方法	评分方法																	
血管通路的固定（15分）	A.敷料： 1.以穿刺点为中心 2.无张力放置 3.敷料无卷边 4.敷料下无渗血 5.敷料下无气泡 6.敷料无渗液 7.敷料无污染 8.敷料未破损 B.胶带： 1.使用高举平台 2.胶带未遮盖穿刺部位 3.未使用过多胶带固定 4.皮肤无压痕 C.维护： 1.标识清晰，注明管导留置、更换日期等 2.未超时留置导管 3.未用记号笔签名在透明敷料 D.导管： 1.无打折 2.无松脱、缩进 3.无回血 E.输液接头： 1.无残留血残留物 2.高于穿刺点 3.无破损、无污染、无松脱	1.共抽查5例输液患者，优先PICC、PORT、中长导管、CVC。 2.评估血管通路固定方法的正确性，每处缺陷扣0.5分，扣完为止。	患者	血管通路类型	原因分析(例：未以穿刺点为中心，则在A1项内打×)														
						A1	A2	A3	A4	A5	A6	A7	A8	B1	B2	B3	B4	C1	C2	C3	D1	D2	D3	E1	E2	E3
			床号	PIVC																			
			床号	PIVC																			
			床号	CVC																			
			床号	PICC																			
			床号	PICC																			
			单项缺陷例数统计：																			

续表

项目	评价标准	检查方法	评分方法											
并发症(15分)	A. 静脉炎：1. Ⅰ期、2. Ⅱ期、3. Ⅲ期、4. Ⅳ期 B. 药物外渗 C. 药物渗出 D. 导管堵塞 E. 导管相关性静脉血栓 F. 导管相关性血流感染（CRBSI） G. 管路异位/移位 H. 医用黏胶相关性皮肤损伤（MARSI） I. 其他	1. 评估本科室所有输液患者的血管通路是否发生并发症。 2. 发生并发症（Ⅰ期静脉炎除外）扣1分。 3. 未及时发现并发症、并发症未处理、不良事件未上报等每处扣2分。	患者	血管通路	**发生静疗并发症**(例：若发生了Ⅰ期静脉炎，则在A1打×)									并发症	
					A1	A2	A3	A4	B	C	D	E	F	G	H	观察处理	上报
			床号 姓名														
			床号 姓名														
			单项并发症例数统计：														

项目	评价标准	检查方法	评分方法										
健康教育(25分)	A. 导管留置时间、维护频率 B. 挂放"防外渗"标识牌目的 C. 异常情况需寻求医护帮助：1. 红肿热痛痒 2. 渗血、液/脓液 3. 滴注不畅 4. 导管脱出、缩进 5. 敷料潮湿、污染、卷边、脱落等 D. 日常生活注意事项 1. 保持干燥，沐浴时用保鲜膜包裹 2. 避免置管侧提重物、持重锻炼、长时间受压等 3. 避免导管打折、牵拉等	1. 共询问5例输液患者，优先PICC、CVC、PORT、中长导管留置的患者，是否掌握了血管通路维护的重要信息。 2. 每处缺陷扣0.5分。 3. 相应选项的缺陷打×。	患者	血管通路	病陪人知晓度　　　%								
					A	B	C1	C2	C3	C4	C5	D1	D2	D3
			床号	PIVC										
			床号	PIVC										
			床号	CVC										
			床号	PICC										
			床号	PICC										
			单项缺陷例数统计：											

续表

项目	评价标准	检查方法	评分方法									
导管维护（30分）	现场查看、询问护士（相应选项的缺陷打×，每处扣1分） 护士导管维护相关知识知晓度　　　%											
	A.护理文书（PICC、中长导管等）		B.培训			C.冲封管液选择	D.冲封管用注射器选择	E.消毒范围（置管、维护）			F.敷料更换	G.输液接头更换	
	A1	A2	B1	B2	B3	C1	C2	D	E1	E2	E3	F	G1	G2	G3
	签署知情同意书	置入、观察、维护、拔除记录	工具书资料	培训质量控制	封管手法	CVC、PICC、PORT肝素盐水封管液浓度	当输注药物与生理盐水不相容时冲管液的选择	CVC、PICC、中长导管、PORT	PIVC	PICC	CVC	频率、时机	频率、时机	消毒方法	消毒时间
N1护士															
责任护士															
单项统计：															

第八节 压力性损伤、失禁管理护理质量评价标准

	质控标准	评价标准	1	0	*
一、病区压力性损伤管理	1.病区有护理部统一印刷的《压力性损伤、失禁护理手册》。	1□ 0□ *□			
	2.病区有设造口伤口失禁联络员，并有相应职责。	1□ 0□ *□			
	3.病区每季进行造口伤口失禁知识培训及考核（查资料）。	1□ 0□ *□			
	4.护士长每月1次按《压力性损伤、失禁管理质控标准》进行质量督查。	1□ 0□ *□			
	5.联络员每周1次按《压力性损伤、失禁管理质控标准》进行质量督查。	1□ 0□ *□			
	6.带入/转入压力性损伤有填写《院外压力性损伤情况报告表》，上报护理部，且护理记录有描述。	1□ 0□ *□			
	7.院内发生2期及以上压力性损伤、重度IAD要上报不良事件，且护理记录有描述。	1□ 0□ *□			
	8.2期及以上压力性损伤/IAD每次进行换药处理后护理记录有描述。	1□ 0□ *□			
	9.3期或以上压力性损伤者有护理查房或护理会诊记录，护理记录有描述。	1□ 0□ *□			
	10.压力性损伤高危及压力性损伤形成患者床尾有警示标识。	1□ 0□ *□			
二、压力性损伤及失禁护理	（一）评估	1□ 0□ *□			
	1.患者入科后2小时内完成皮肤评估。	1□ 0□ *□			
	2.选择合适的风险评估工具，当班内完成压力性损伤、IAD风险等级的评估并建表，根据评估风险等级，制定相关护理措施。	1□ 0□ *□			
	3.至少每7天复评一次；如转科、手术、镇静、病情变化时，需进行动态评估，并及时调整护理措施的落实和效果。	1□ 0□ *□			

续表

	质控标准	评价标准	1	0	*
二、压力性损伤及失禁护理	(二)保持皮肤干爽	1□ 0□ *□			
	1.及时更换潮湿的衣裤、床单。	1□ 0□ *□			
	2.对于失禁患者：①发生失禁后应及时清洁皮肤；②可选择适合的尿液/粪便收集器或者使用高吸收型护理用品防止皮肤浸渍；③可使用适合的预防性敷料进行皮肤保护。	1□ 0□ *□			
	3.皮肤清洁时使用温和的清洁剂，避免用力擦洗或摩擦。	1□ 0□ *□			
	(三)实施体位管理	1□ 0□ *□			
	1.根据患者病情和减压工具使用情况确定翻身频次，更换体位、间隔时间与设定相符、体位正确；体位更换时应再次观察皮肤。	1□ 0□ *□			
	2.病情不稳定、无法常规变换体位的患者，可进行缓慢、渐进、小范围的体位变换。	1□ 0□ *□			
	3.变换体位或搬动患者时可借助工具/设施，避免拖拉拽。	1□ 0□ *□			
	4.俯卧位通气患者，可适当抬高床头、交替抬起受压部位，同时可在面部和其他身体受压部位使用减压工具。	1□ 0□ *□			
	5.病情允许时，宜早期活动。	1□ 0□ *□			
	(四)正确使用减压工具	1□ 0□ *□			
	1.高风险患者宜使用充气气垫、泡沫床垫、凝胶垫、乳胶垫等减压工具。 (如使用，请评价减压效果)	1□ 0□ *□			
	2.持续受压部位可使用预防性敷料，敷料选择正确。 (如使用，请评价使用方法是否正确)	1□ 0□ *□			
	3.足跟、骶尾部、后枕部等受压部位可使用工具抬高/悬空。 (如使用，请评价减压效果)	1□ 0□ *□			

续表

	质控标准	评价标准	1	0	*
二、压力性损伤及失禁护理	(五)预防器械相关性压力性损伤	1□ 0□ *□			
	1.根据器械的使用方式、持续使用时间和使用数量，结合患者体型和局部皮肤状况，选择类型、材质、型号适合的器械。	1□ 0□ *□			
	2.正确佩戴和固定器械，松紧适宜。	1□ 0□ *□			
	3.使用器械前，可用预防性敷料或衬垫进行保护。	1□ 0□ *□			
	4.可移动的器械至少每班评估一次，根据器械接触处及周围皮肤或粘膜的颜色、肿胀程度等确定是否移动及移动频次。	1□ 0□ *□			
	5.经皮血氧饱和度监测探头至少每4h移动一次，间歇充气压力袖带至少每班移动一次。	1□ 0□ *□			
	6.避免各类导管、仪器连线、电极片、经皮血氧饱和度监测探头等置于身下，导致局部皮肤持续受压。	1□ 0□ *□			
	7.病情允许，尽早移除器械。	1□ 0□ *□			
	(六)加强营养支持	1□ 0□ *□			
	1.进行营养风险筛查，高风险患者申请营养科会诊。	1□ 0□ *□			
	2.正确执行营养支持医嘱，落实饮食指导。	1□ 0□ *□			
	(七)交接重点	1□ 0□ *□			
	1.床边交接时，重点查看持续受压部位皮肤状况。	1□ 0□ *□			
	2.存在压力性损伤/IAD患者，每班要有护理记录，确保护理措施连续完整。	1□ 0□ *□			
三、提问患者或家属	1.压力性损伤高危标识的含义。	床			
	2.翻身的间隔时间?	床			
	3.出现哪些情况该叫护士?受压部位红、肿、热、痛、潮湿。	床			

续表

质控标准		评价标准	1	0	*
四、提问护士	1. 压力性损伤发生的高危人群。 2. 压力性损伤发生的高危因素。	联络员			
	3. 压力性损伤/IAD 发生的常见部位。 4. 压力性损伤/IAD 分几期。 5. 压力性损伤上报制度。	责任护士			
	6. 压力性损伤会诊制度。 7. 1~2 期压力性损伤/IAD 的处理方法。	责任护士			

注：用1代表达标、0代表不达标、*表示无此项内容

第九节 防跌倒坠床护理质量评价标准

检查项目	评价标准	评分方法
评估与宣教	1. 评估住院患者的基本情况：年龄、意识、状态、自理能力、步态等。	评估不全；未评估
	2. 了解患者的病理状况：病情、用药、既往病史、目前疾病状况等。	评估不全；未评估
	3. 评估环境因素：地面、各种标识、灯光照明、病房设施、患者衣着等。	评估不全；未评估
	4. 患者转科、手术、病情变化、使用特殊药物等情况再评估。	评估不全；未评估
	5. 安全宣教及防跌倒指导。	宣教不全；未宣教
患者安全管理	1. 床头悬挂"防跌倒、坠床"警示标识。	未标识
	2. 意识不清并躁动不安以及虚弱、步态不稳的患者下床活动时需有陪护。	无陪护
	3. 极度躁动的患者，按应用约束带的常规实施保护性约束，使用前要执行告知制度，并记录使用约束带的起始时间，执行者签名。	未根据病情约束；未落实告知制度；使用约束带无记录
	4. 遵医嘱按时给患者服药，告知患者服药后的注意事项，密切观察用药反应及患者状况。	无告知；无观察
	5. 生活不能自理的患者，协助其生活护理，加强肌力训练。	未执行

续表

检查项目	评价标准	评分方法
患者安全管理	6.指导患者/家属/陪伴人员使用呼叫铃，患者一旦出现不适，立即告诉医护人员，给予必要的处理措施。	未指导；无处理措施
	7.患者使用轮椅时要系安全带。	未系安全带
	8.使用平车要上床栏及系安全带。	未上床栏；未系安全带
环境安全管理	1.病区物品固定放置，行人通道畅通，没有障碍物。	物品放置不规范
	2.病房、洗手间、走廊、楼梯有扶手。	无扶手
	3.拖地时要放置防滑标志。	无防滑标志
	4.患者需要的物品放置妥当，便于患者使用。	不符合要求
	5.病房、洗手间、走廊有足够的照明设施。	照明设施不足
患者跌倒应急预案	1.护理人员熟知跌倒应急预案及处理流程。	不全面；不熟悉
	2.当患者不慎跌倒时，立即赶到患者身边，同时马上报告医生。	未及时到患者身边
	3.检查患者跌伤情况，判断患者的神志、受伤部位、伤情程度、全身状况等，并初步判断跌伤的原因或病因。	未检查；检查漏项
	4.根据跌伤的部位和伤情采取相应的搬运患者的方法，将患者抬至病床。	处理不当
	5.协助医生对患者进行检查，为医生提供信息，按医嘱进行正确处理。	未及时执行医嘱
	6.加强巡视，及时观察采取措施后的效果及病情变化。	未巡视；未观察
汇报制度	1.有跌倒报告制度，护理人员知晓报告方法。	不全面；不知晓
	2.上报不良事件及护理不良事件上报新系统的演示。	未上报；操作不熟练
	3.协助医生通知患者家属。	未通知家属
记录	1.准确、及时书写护理记录，认真交班。	未记录；未交班
防范措施	1.向患者了解当时跌倒的情景，帮助患者分析跌倒的原因，做好宣教指导，提高患者的自我防护意识，有针对性地落实防范措施，尽可能避免再次跌伤。	未宣教；无防范措施；防范措施不到位

第十节 护理人文关怀质量评价标准

项目		检查内容	分值	评分方法	计分
人文关怀服务运用（70分）	普通病房（52分）	1.呼唤患者给予患者喜欢方式的称呼，对于在护士站驻足或办理相关手续的人员，护士要主动起身问询问。	3	现场查看，一人一项不符合要求扣1分，扣完为止。	
		2.执行首问负责制：患者及家属在不同时期不同状况下所出现的困难、想法和情绪，护理人员能及时觉察到并提供帮助。	4	现场查看，一人一项不符合要求扣1分，扣完为止。	
		3.礼貌接听科室电话，并使用普通话"你好！这里是XX科"。	2	现场查看，一人一项不符合要求扣1分，扣完为止。	
		4.每天主动问候各病室："早上好，我们开始查房了"。	2	现场查看，一人一项不符合要求扣1分，扣完为止。	
		5.床边交接班时责护主动自我介绍："今天我是您的管床护士**，交代有需要找谁等等"。	3	现场查看，一人一项不符合要求扣1分，扣完为止。	
		6.不在病房接听电话，以免打搅患者进行治疗，护理时护士手机设置为静音，不在病房接听手机。	3	现场查看，不符合要求扣3分。	
		7.入院、住院、出院护理服务热情，主动协助并做好有效的告知，为患者提供便民措施。	3	现场查看，一人一项不符合要求扣1分，扣完为止。	
		8.落实关怀行为：接触时面带微笑，有眼神交流，握住患者的手、让患者感受到被关怀。	4	现场查看，一人一项不符合要求扣1分，扣完为止。	
		9.入院接诊：安排在病房或临时病床进行，防止在护士站接诊新入院患者。	3	现场查看，一人一项不符合要求扣1分，扣完为止。	

续表

项目		检查内容	分值	评分方法	计分
人文关怀服务运用（70分）	普通病房（52分）	10. 对每一位来访者都应主动、礼貌、热情相迎，并尽可能提供帮助。	3	现场查看，一人一项不符合要求扣1分，扣完为止。	
		11. 对有心理异常患者按照焦虑、抑郁自评量表进行评估，必要时请人文关怀小组会诊、指导。	3	现场查看，一人一项不符合要求扣1分，扣完为止。	
		12. 每天的日常护理治疗过程中，与患者见面要问好或以点头、微笑等方式打招呼；在给患者做治疗、护理的过程中要与患者亲切交流（可以是相关宣教，也可以是随意交流），随时体会患者的感受和需求，并表达对患者的关心和重视。	4	现场查看，一人一项不符合要求扣1分，扣完为止。	
		13. 以同理的态度耐心、认真地倾听患者及家属的讲话。	3	现场查看，一人一项不符合要求扣1分，扣完为止。	
		14. 相关治疗、护理决策要鼓励患者及家属参与，尊重患者的选择。	4	现场查看，一人一项不符合要求扣1分，扣完为止。	
		15. 及时回应患者及家属的提问与要求，并主动为患者及家属提供帮助或相关知识的宣教。	4	现场查看，一人一项不符合要求扣1分，扣完为止。	
		16. 对于出现病情变化、检查结果不乐观、治疗效果不好、预后不佳、手术前后、有特殊需求或有纠纷倾向的患者应该特别关注患者及家属的心理反应，必要时请心理专科会诊，定期给予特意安排的有目的有计划的访谈。	4	现场查看，一人一项不符合要求扣1分，扣完为止。	

续表

项目		检查内容	分值	评分方法	计分
人文关怀服务运用（70分）	手术科室（18分）	1.见到患者主动问候打招呼，缓解患者的不安情绪。	3	现场查看，一人一项不符合要求扣1分，扣完为止。	
		2.执行首问负责制：患者及家属在不同时期不同状况下所出现的困难、想法和情绪，护理人员能及时觉察到并提供帮助。	4	现场查看，一人一项不符合要求扣1分，扣完为止。	
		3.保护患者隐私，尊重患者宗教信仰，注意说话方式和场合，尽量减少患者暴露时间等。	4	现场查看，一人一项不符合要求扣1分，扣完为止。	
		4.加强巡视，做好手术宣教和心理护理。	3	现场查看，一人一项不符合要求扣1分，扣完为止。	
		5.落实关怀行为：与患者接触时面带微笑，有眼神交流，握住患者的手、整理患者的衣服，让患者感受到被关怀。	4	现场查看，一人一项不符合要求扣1分，扣完为止。	
行为规范10分		1.禁止在公共场所发生争吵。	2	现场查看，不符合要求扣2分。	
		2.遵守医院规章制度，上班期间不能玩手机、吃零食、扎堆聊天，不做与工作无关的事情。	2	现场查看，不符合要求扣2分。	
		3.护士着装、仪容、行为举止符合护理礼仪规范要求。	2	现场查看，不符合要求扣2分。	
		4.举止端庄，操作做到"四轻"（说话、走路、关门、操作轻）。	4	现场查看，一人一项不符合要求扣1分，扣完为止。	
病区环境20分		1.病区安静、整洁，走廊宽敞明亮，无障碍物，病床之间有隔帘。	3	现场查看，不符合要求扣1分。	
		2.窗帘、隔帘整洁、定期清洗。	2	现场查看，不符合要求扣1分。	
		3.做到四无：地面无污物、无污迹、无便器、无不良气味。	3	现场查看，不符合要求扣1分。	

续表

项目	检查内容	分值	评分方法	计分
病区环境 20分	4.设备带上不放置杂物，无家用大功率电器使用，床下无杂物。	3	现场查看，不符合要求扣1分。	
	5.无人时及时关灯，节约用水。	3	现场查看，不符合要求扣1分。	
	6.物品整洁，定位分类放置，工作区域不放与工作无关物品。	3	现场查看，不符合要求扣1分。	
	7.护士站工作台面整洁，不放置杂物，健教室、开餐室干净整洁。	3	现场查看，不符合要求扣1分。	

第六章

临床护理高风险警示

第一节 专科护理高风险警示

一、急危重症护理高风险警示

疾病类

名称	风险因素	观察及护理要点	警示案例
张力性气胸	急性呼吸循环衰竭、心跳骤停。	**观察要点：** 1. 观察患者有无呼吸困难、缺氧的表现。如：端坐呼吸、发绀、烦躁等表现。 2. 观察有无胸部饱胀，肋间隙增宽，皮下气肿、呼吸音消失、支气管一侧移位等张力性气胸的征象。 3. 动态监测有无心率加快、血压下降等循环衰竭征象。 **护理要点：** 1. 积极配合医生做好胸腔抽气或胸腔闭式引流术，必要时负压吸引。 2. 绝对卧床休息，避免增加胸腔内压的活动。 3. 选择适当的氧疗方式。 4. 做好胸腔闭式引流管的固定，观察引流气体情况，如长期漏气，呼吸困难无好转，应积极做好剖胸探查准备。	**案例：**急诊接诊一名由家属护送的车祸外伤患者，左侧胸部有伤口，为给予特殊处理，患者颈部广泛皮下气肿，接诊过程中出现呼吸心跳骤停，考虑张力性气胸。

续表

名称	风险因素	观察及护理要点	警示案例
严重创伤	低血容量性休克、创伤性休克。	观察要点： 1. 休克表现（烦躁不安、皮肤苍白、出冷汗、血压下降、呼吸浅快）。 2. 监测生命体征，根据血压和脉率变化估计失血量。 3. 注意保持呼吸道是否通畅。 护理要点： 1. 迅速止血，妥善固定。 2. 密切观察意识状态及生命体征。 3. 迅速开放静脉通道，快速补液。 4. 取休克卧位，减少翻动。	案例：急救接诊一车祸致腹部外伤病人，初期监测生命体征正常，医护人员未引起重视，未给予积极干预，医院时突然出现血压下降、皮肤苍白等休克表现。
室性心律失常	心跳骤停。	观察要点： 1. 持续心电监护，早期识别恶性心律失常。 2. 心跳骤停前驱表现（严重胸痛、急性呼吸困难、突发心悸或晕厥）。 3. 心跳骤停表现（意识突然丧失或伴抽搐、呼吸断续或喘息后停止、大动脉搏动消失、皮肤苍白发绀、瞳孔散大）。 护理要点： 1. 取舒适卧位，尽量避免左侧卧位。 2. 持续心电监护，选择适当的氧疗方式。 3. 遵医嘱给予抗心律失常药物。 4. 备好抢救用物，如：除颤仪、抢救车等。	案例：冠心病伴心绞痛患者，转运途中未予以予心电监护，患者频发室性期前收缩医护人员未及时发现及处理。途中未突发心跳骤停。
急性胸痛	心跳骤停。	观察要点： 1. 高度关注不能明确诊断的胸痛患者，密切观察胸痛的部位、性质、严重程度、有无放射痛、持续时间、伴随症状等。 2. 严密观察生命体征，警惕发生主动脉夹层破裂、急性肺栓塞、急性心肌梗死等。 护理要点： 1. 快速的鉴诊分诊，对不明诊断的胸痛安置在抢救室胸痛单元。 2. 建立静脉通路，给氧，完善心电图及床旁三项检查。 3. 观察胸痛的症状，定时对患者的疼痛进行评估。 4. 对不能明确诊断的建议留观，按要求复查心电图和肌钙蛋白。 5. 保持环境安静，避免紧张情绪，绝对卧床休息，遵医嘱给予镇静、镇痛药物。 6. 加强巡视，监测生命体征。	案例：一位胸痛的患者因未完善检查，未明确诊断，刚转至病房不久突发发生心跳骤停抢救无效死亡，最后考虑死亡原因为主动脉夹层。

续表

名称	风险因素	观察及护理要点	警示案例
多发伤	心跳骤停、休克、MODS。	观察要点： 1. 初级评估：观察患者神志、血压、心率、呼吸情况，迅速评估伤情(初级评估 ABCDE，即气道及颈椎保护、呼吸、循环、神经系统、暴露与环境控制)。 2. 进一步评估：检查头面部、颈部、胸腹部、骨盆及外生殖器、四肢及背部情况。 3. 关注是否存在危及生命的情况(如腹腔内脏器破裂出血、失血性休克、张力性气胸等)，警惕多发伤的三个"死亡高峰"：受伤后数分钟内、受伤后6~8小时内、受伤后数天或数周。 护理要点： 1. 密切监测患者生命体征及意识变化，病情变化迅速做出处理，如心肺复苏、抗休克、紧急输血、止血等。 2. 保持呼吸道通畅，输氧，必要时给予呼吸机辅助呼吸。 3. 床旁备好抢救设备，如除颤仪、抢救车等。 4. 密切监测出入水量并做好记录。 5. 危及生命的情况应立即开通绿色通道进行手术。	案例：一车祸外伤的患者，在受伤后5小时发生不明原因的血压骤降，经急诊剖腹探查术发现为肝脏破裂导致的大出血，经抢救及时，转危为安。
急腹症	低血容量性休克。	观察要点： 1. 重视不明原因的腹痛，密切观察患者腹痛症状。定时评估腹痛情况，有无加重，有无转移。 2. 观察生命体征变化，尤其是血压、心率和神志。 3. 及时完善相关检查，明确诊断。 4. 仔细询问既往史，观察有无其他伴随症状。 护理要点： 1. 动态观察生命体征变化。 2. 动态观察患者腹痛情况，清醒患者取半卧位有利于减轻腹痛症状，休克患者采取休克体位。对诊断不明的急腹症应实行"四禁四抗"(禁食、禁水、禁灌肠、禁活动；抗休克、抗感染、抗腹胀、抗体液平衡失调)。	案例：一腹痛患者反复腹痛，后在监测生命体征的过程中发现血压骤降、神志模糊，经急诊剖腹探查术发现为脾动脉破裂出血，紧急进行急诊手术。

药物类

药物名称	药理作用和专科用途	危险因素及注意事项	警示案例
盐酸肾上腺素 1 mg/1 mL	直接兴奋肾上腺α和β受体，可增强心肌收缩力、加快心率；扩张血管，降低舒张压；松弛支气管平滑肌，扩张支气管，缓解支气管痉挛；收缩皮肤、黏膜血管及内脏小血管。常用于心脏骤停、支气管哮喘、过敏性休克等。	**危险因素：** 1. 未经稀释静脉用药易导致血管剧烈收缩而导致组织坏死。 2. 过量用药会出现恶心、呕吐、面色苍白、心律失常、血压上升等不良反应。 3. 盐酸肾上腺素、去甲肾上腺素、异丙肾上腺素容易混淆。 **注意事项：** 1. 通常采用皮下或肌内注射，静脉注射前必须稀释后缓慢推注，不建议动脉注射。 2. 注射时必须轮换部位，以免引起组织坏死。 3. 禁与碱性药物配伍。药品性状发生改变，禁止使用。 4. 洋地黄类药物或全麻药可增加心肌对肾上腺素的敏感性。与上述药物合用可致心律失常，甚至出现心室颤动。 5. 使用时必须注意血压、心率与心律变化，多次使用应监测血糖。	**案例：**紧急抢救静脉注射肾上腺素时，未经稀释直接注射，导致患者出现血压肌肉震颤、血压骤升等不良反应。
胺碘酮 150 mg/5 mL	三类抗心律失常药物。用于各种类型心律失常。	**危险因素：** 1. pH值2.5~4.0，局部刺激性大易产生静脉炎。 **注意事项：** 1. 药物配置：禁止生理盐水配制。 2. 应尽量中心静脉给药。 3. 静脉注射，一次0.125~0.25 g用5%葡萄糖注射液稀释至20~40 ml，注射时间大于10分钟。静脉滴注，一次0.25~0.5 g用5%葡萄糖注射液稀释后缓慢滴注，注射给药，极量一次0.5 g。浓度不应超过2 mg/ml。 4. 24小时给药速度：先负荷量给药，后维持量。150 mg/10分钟静推或静滴，后6小时(1.8 mg/ml)达负荷量，余下18小时以(0.5 mg/min)维持。 5. 应密切观察穿刺部位皮肤有无局部肿胀、有无回血、询问患者有无疼痛。	**案例：**使用生理盐水配制，导致无效治疗。家属质疑疾病预后不佳与药物配置不当有直接关系。 **案例：**配制浓度过高、外周静脉给药，导致药物外渗，造成医疗赔偿。

续表

药物名称	药理作用和专科用途	危险因素及注意事项	警示案例
去甲肾上腺素 2 mg/mL	肾上腺素受体激动药。引起血管极度收缩，使血压升高，冠状动脉血流增加，加强心肌收缩，心排出量增加。用于某些急性低血压状态的血压控制。	危险因素： 本品的血管收缩作用可能导致局部坏死，应注意避免本品外渗到组织中。 注意事项： 1. 尽量选择中心静脉导管给药，无中心静脉导管时，应选择粗大血管，避开关节部位。 2. 应密切观察穿刺部位皮肤有无局部肿胀、有无回血、询问患者有无疼痛。	案例：护士穿刺时，选择在肘关节处，转运中未仔细观察穿刺部位皮肤等情况，导致药物外渗。 案例：泵入以上2种药物的患者，转运前在对方医院，未与护士详细交接注射部位。
抗蛇毒血清	含特异性抗体，具有中和相应蛇毒的作用，用于蛇咬伤患者的治疗。	危险因素： 1. 抗蛇毒血清品种多，名字相似，容易用错。 2. 容易发生过敏反应。 注意事项： 1. 通常采用静脉注射，也可作肌内或皮下注射，一次完成。 2. 用量：一般蝮蛇咬伤注射抗蝮蛇毒血清6000 IU；五步蛇咬伤注射抗五步蛇毒血清8000 IU；银环蛇或眼镜蛇咬伤注射抗银环蛇毒血清10000 IU 或抗眼镜蛇毒血清2000 IU。 3. 注射前必须询问过敏史，做过敏试验，阴性者才可全量注射，过敏者需进行脱敏注射。	案例：抗五步蛇血清使用成了抗蝮蛇血清。

续表

药物名称	药理作用和专科用途	危险因素及注意事项	警示案例
凝血酶 2000 U/瓶	使纤维蛋白原转化为纤维蛋白，用于控制出血。临床上常用于止血。	**危险因素：** 1. 凝血酶和血凝酶药名极度相似，用法完全不同，容易混淆。 2. 严禁静脉注射，如误入血管可导致血栓形成、局部坏死，危及生命。 **注意事项：** 1. 局部止血，用灭菌氯化钠注射液溶解成 50~200 单位/mL 的溶液喷雾或用本品干粉喷洒于创面。 2. 消化道止血，用生理盐水或温开水（不超 37 ℃）溶解成 10~100 单位/mL 的溶液，口服或局部灌注。 3. 配置好的外用或口服溶液做好醒目标识。	**案例：**实习护士将配置好的口服的凝血酶液，准备作为静脉续输液为患者更换液体，被带教老师发现及时制止。

二、神经外科护理高风险警示

疾病类

名称	风险因素	观察及护理要点	警示案例
颅脑损伤、脑出血、脑肿瘤	颅内压增高、脑血流灌注异常，出现脑水肿，甚至形成脑疝。	**观察要点：** 1. 观察神志瞳孔、生命体征变化情况，如神志加深，一侧瞳孔光反射迟钝或消失或瞳孔扩大，若出现库欣综合征，警惕脑疝形成。 2. 观察有无颅内压增高的"三主征"：头痛、呕吐、视乳头水肿。 3. 使用脱水剂时，严密观察24小时出入水量及水电解质平衡等情况。 4. 注意观察有无神经功能受损及癫痫发作前兆。 **护理要点：** 1. 卧床休息，床头抬高15°～30°，搬动头部时动作要轻柔。 2. 使用脱水剂，应快速输入，保证输液管路的通畅，防止外渗。 3. 保持呼吸道通畅，及时清除分泌物。 4. 有脑脊液漏者，避免用力咳嗽，严禁局部冲洗、填塞，可取头高及患侧卧位，保持外耳道、鼻腔、口腔清洁，防止颅内逆行感染。 5. 保持管道通畅，防止管道折叠、脱落。 6. 保持大小便通畅。 7. 及时处理躁动和控制癫痫发作。	**案例**：一名醉酒驾驶的脑外伤患者入院当晚出现鼾声呼吸，神志障碍加深未及时发现，入院8小时后突然出现一侧瞳孔散大，头部CT提示大量出血，上手术台途中出现呼吸心跳骤停，抢救无效死亡。

续表

名称	风险因素	观察及护理要点	警示案例
椎管肿瘤	脊髓休克、呼吸麻痹。	**观察要点：** 1. 密切观察神志瞳孔、生命体征（尤其是呼吸频率、节律）及肌力变化，及时评估运动功能、感觉障碍平面上升情况。 2. 鉴别疼痛情况：高颈段肿瘤（C1-4）枕颈区呈放射性痛；颈膨大段肿瘤（C5-T1）肩及上肢呈放射性疼痛；胸髓段肿瘤（T2-T12）腰背部放射痛；腰膨大段肿瘤（L1-S2）下肢放射痛。 3. 观察咳嗽反射、吞咽功能情况。 4. 观察大小便排泄情况。 **护理要点：** 1. 绝对卧床休息，宜睡硬板床，轴线翻身，合理佩戴保护性支具（护具）。 2. 保持呼吸道通畅，鼓励有效咳嗽咳痰，必要时备气管插管或气管切开包于床旁。 3. 根据疼痛评分情况，遵医嘱合理使用镇静镇痛药物。 4. 肢体活动及大小便功能障碍者尽早进行康复训练。	案例：患者全麻下行C2-3髓内肿瘤切除术，术后四肢肌力均为5级，23:30患者突然出现咳嗽无力，呼吸频率为30次/分，血氧饱和度下降，呼吸麻痹，立即行气管插管，予呼吸机辅助呼吸。

续表

名称	风险因素	观察及护理要点	警示案例
颅咽管瘤	下丘脑损害。	观察要点： 1. 尿崩症：密切观察患者多饮、多尿、烦渴等表现，观察尿液颜色、性状及量，监测血糖变化。 2. 水、电解质紊乱：密切观察患者生命体征及精神状态；观察患者脱水征象；每日监测患者体重；关注尿常规、血清电解质、中心静脉压等指标的变化趋势。 3. 体温失调：密切观察患者生命体征、皮温、皮肤颜色的改变及肢端血液循环。 护理要点： 1. 准确记录 24 h 出入水量、每小时尿量及每 4 h 监测尿比重。 2. 监测血糖水平，禁止经胃肠道或静脉摄入高糖类物质，以免血糖增高，产生渗透性利尿，加重尿崩。 3. 每 6 h 监测电解质和血浆渗透压，必要时查动脉血气分析；当患者出现低钠血症时，补钠浓度应<3%，速度不宜过快，以免引起渗透压性脱髓鞘综合征，造成脑损害甚至死亡。 4. 高热增加脑耗氧代谢，加重脑水肿，应及时采取物理或药物降温。	案例：患者在全麻下行经鼻蝶-颅咽管瘤全切术，术后第 3 天患者出现嗜睡、体温 38 ℃，异常化验指标：血钠 123 mmol/L，遵医嘱予静脉及饮食补钠，术后第 6 天，患者血钠恢复正常。

续表

名称	风险因素	观察及护理要点	警示案例
颅内动脉瘤	动脉瘤破裂出血、脑梗死。	**观察要点：** 1. 密切观察神志瞳孔、生命体征（尤其是血压）、有无脑血管痉挛症状及头痛呕吐情况，如突发剧烈头痛、神志瞳孔改变，则提示颅内动脉瘤破裂出血或出血加重。 2. 注意观察四肢肌力，有无"三偏综合征"、失语等神经功能损害表现。 3. 如留置引流管，密切观察引流液的颜色、性质、量。 **护理要点：** 1. 急性期或有破裂危险时绝对卧床休息，环境安静，抬高床头15°～30°。 2. 保持情绪稳定，加强营养，保持大小便通畅。 3. 遵医嘱个体化管控血压，保证有效脑灌注，避免脑血管痉挛、脑梗死等异常情况发生。 4. 行介入手术者，注意使用血管活性药物、抗凝药物的副作用。 5. 妥善固定引流管，防止管道脱出或引流不畅。	**案例：** 一位动脉瘤患者16：00入院，神志清楚，拟第二天行动脉瘤栓塞术，19：00患者下床洗澡、入厕后神志加深，复查CT，提示：动脉瘤破裂出血，予急诊手术。

药物类

药物名称	药理作用和专科用途	危险因素及注意事项	警示案例
复方甘露醇注射液 250 mL/瓶、100 mL/瓶	为高渗制剂，通过高渗性脱水产生直接的药理作用，消除组织水肿。治疗脑水肿、降低颅内压。治疗肾病综合征或促进毒物排泄，防止肾毒性。	**危险因素：** 1. 高渗透压，外渗可引起局部组织肿胀坏死。 2. 容易导致水、电解质紊乱。 3. 遇冷易产生微粒或结晶，静脉输注可能产生静脉炎、血栓、急性肾功能损害。 **注意事项：** 1. 确保静脉通路通畅，防外渗。 2. 快速滴注，250 mL要求30分钟内滴完。 3. 用药期间应监测：①血压；②肾功能；③电解质浓度；④尿量。 4. 心肺功能较差时应慎用此药，以免导致血容量迅速增多而引起心衰等并发症。 5. 甘露醇易结晶，故应用前应仔细检查。	案例：输液过程中未注意加强巡视，未及时更换注射部位，导致静脉炎发生。
呋塞米 2 mL 20 mg/支	利尿剂，能够抑制肾小管和集合管对水、钠重吸收作用。可配合给药排出体内毒素。用于治疗心、脑、肝、肾等病变引起的各类水肿。高血压辅助治疗。	**危险因素：** 1. 容易导致水、电解质紊乱。 2. 呈剂量依耐性，出现耳毒性。 3. 长期用药可抑制尿酸排泄而致高尿酸血症。 **注意事项：** 1. 禁用于胰腺炎、急性心肌梗死、糖尿病、低钾血症、昏迷、孕妇、磺胺类药物过敏者。 2. 静脉注射要慢，大剂量静脉注射不超过 4 mg/min。 3. 定期检查血压、肾功能、血电解质、尿量等情况。 4. 无尿或严重肾功能损害者，后者因需加大剂量，故用药间隔时间应延长，以免出现耳毒性等副作用。	案例：患者使用呋塞米治疗后，出现低钾血症，护士未及时关注患者的电解质结果。

续表

药物名称	药理作用和专科用途	危险因素及注意事项	警示案例
尼莫地平 50 mL 10 mg/瓶	为钙通道阻滞剂。用于急性脑血管病恢复期的血液循环改善。如：蛛网膜下腔出血后脑血管痉挛引起的缺血性神经损伤、血管性痴呆、突发性耳聋。	**危险因素：** 1. 蛛网膜下腔出血患者使用尼莫地平，有5%出现血压下降。 2. 药物活性成分有光敏感性，见光容易降解而失效。 3. 注射部位易出现静脉炎。 **注意事项：** 1. 含有一定量乙醇，酒精过敏者慎用。 2. 密切监测患者血压，收缩压低于100 mmHg时应慎用。 3. 需要避光保存、避光输注。 4. 严禁加入其他输液瓶或输液袋中，严禁与其他药物混合。尽量单独一条通路输注，加强巡视，及时发现异常。	**案例：** 患者在输注尼莫地平注射液时，未加强血压的监测，患者血压下降未及时发现。
丙戊酸钠 0.4 g/支	为广谱抗癫痫药，用于治疗癫痫，癫痫全面发作的首选药。还可用于缓解偏头痛、惊厥症状。	**危险因素：** 1. 严重的毒性为多发性肝损害。 2. 可抑制肝脏代谢提高苯巴比妥的血药浓度，导致药物过量。 3. 中性粒细胞减少、白细胞减少。 **注意事项：** 1. 严格按照医嘱所规定的剂量、时间给药，不能擅自提前或推迟给药。 2. 长期使用需定期进行全血细胞计数及肝肾功能检查，监测药物浓度。密切观察有无神志障碍加深的表现，防止药物中毒。 3. 静脉注射速度宜慢，严禁肌内注射。 4. 严重肝损伤、急慢性肝炎患者禁用。	**案例：** 脑外伤患者神志障碍逐渐加深，复查CT无明显改变，急查丙戊酸钠血药浓度，提示药物浓度严重超标、药物中毒，立即予以停止丙戊酸钠静脉泵入，神志逐渐好转。

续表

药物名称	药理作用和专科用途	危险因素及注意事项	警示案例
盐酸替罗非班氯化钠注射液 5 mg/100 mL/瓶	通过占据受体的结合位点，使之不能与黏附蛋白相结合，特异且快速地抑制血小板聚集。	**危险因素：** 抑制血小板聚集可增加出血的危险。 **注意事项：** 1. 需静脉给药，遵医嘱严格控制输注速度。 2. 半衰期短(1.4~1.8 h)，需要持续注射。 3. 在注射前、负荷剂量后 6 h 常规检测血常规。 4. 使用过程中密切观察患者有无瘀斑、紫癜、牙龈出血等出血先兆。	**案例：**患者用药早期出现瘀斑、紫癜、牙龈出血等，管床护士未引起重视，导致患者出现神志障碍，颅内出血。

三、普外科护理高风险警示

疾病类

名称	风险因素	观察及护理要点	警示案例
肝脾包膜下血肿	肝脾破裂大出血。	**观察要点：** 1. 生命体征观察。 2. 腹部体征的观察，注意腹膜刺激征的程度和范围的变化。 3. 监测尿的颜色、量、性质的变化等。 **护理要点：** 1. 患者绝对卧床休息，禁止随意搬动。 2. 禁用吗啡类镇痛药物，禁止灌肠，以免掩盖病情。 3. 严密监测患者生命体征和腹部体征，判断有无意识障碍。 4. 动态观察红细胞计数、血红蛋白的变化，以协助判断有无腹腔内活动性出血。 5. 做好跌倒防范措施。	**案例：**脾包膜下血肿保守治疗一周的患者排便后出现心率增快、血压下降，最终保守治疗失败，采取手术切除脾脏治疗。

续表

名称	风险因素	观察及护理要点	警示案例
急性胆管炎	中毒性休克。	观察要点： 1. Charcot 三联征：腹痛、寒战高热、黄疸。 2. Reynolds 五联征：腹痛、寒战高热、黄疸、休克、中枢系统受抑制的表现。 护理要点： 1. 尽快恢复血容量，双管以上静脉补液、输血，必要时使用血管活性药物升高血压。 2. 避免应用有肾毒性的药物。 3. 积极做好胆道减压的术前准备。	案例：女性84岁高龄，家属拒绝采取积极措施行胆道减压，坚持药物等保守治疗，患者短期内就发生了感染性休克。
脾切除术后	脾切除术后血小板急骤增高，易并发静脉血栓栓塞症，如：急性肺栓塞、深静脉血栓等。	观察要点： 1. 肺栓塞表现：患者下床活动或突然改变体位，突发呼吸困难、咯血或意识丧失。 2. 下肢深静脉血栓表现：定期测量腿围，注意腿围的变化；关注患者主诉有无疼痛、肿胀等不适；监测下肢的皮温、颜色的变化。 护理要点： ①指导患者早期下床活动，卧床期间给予气压泵等物理治疗；②督促患者多喝水；③使用抗凝治疗期间注意观察患者有无皮肤黏膜出血、牙龈出血、黑便、血尿等出血征象。	案例：患者术后怕伤口疼痛，未及时下床，也未口服抗凝药物，出现深静脉血栓
肠梗阻	疾病进展期易发生肠穿孔、肠坏死。	观察要点： 1. 肠梗阻典型临床表现：腹痛，腹胀，呕吐、肛门停止排气排便情况的观察。 2. 保守治疗肠梗阻患者：要特别注意腹膜炎程度、范围是否有加重的观察，警惕肠穿孔及肠坏死。 3. 注意患者有无口渴、尿少、心率增快、血压下降等脱水、休克征象。 护理要点： 1. 根据患者病情合理安排输液种类及输液速度，保持水电解质平衡。 2. 严密观察患者的生命体征及腹部体征，警惕肠坏死。 3. 做好胃肠减压的护理。	案例：一例肠梗阻患者腹痛加剧，保守治疗期间出现了肠穿孔的早期表现，最后保守治疗失败，给予了手术治疗。

续表

名称	风险因素	观察及护理要点	警示案例
肠瘘	弥漫性腹膜炎、腹腔内感染、水电解质紊乱。	观察要点： 1.关注患者水电解质紊乱及酸碱平衡情况，防低钠低钾。 2.关注患者实验室检查结果，此类患者易发生贫血及低蛋白血病。 3.警惕弥漫性腹膜炎、腹腔内感染等并发症的发生。 护理要点： 1.准确记录患者的出入水量，保证出入平衡，纠正水电解质紊乱。 2.加强营养支持，给予肠内及肠外营养。 3.注意无菌操作，合理调节负压，保持引流通畅。	案例：肠瘘患者，住院期间因循环衰竭、腹腔感染严重放弃治疗，签字出院。
甲状腺肿瘤	术后出血、窒息、甲状腺危象。	观察要点： 1.生命体征、伤口敷料情况、引流液颜色、量、性质等。 2.注意患者口唇面色、呼吸情况、血氧饱和度及肢体温度的变化。 护理要点： 1.保持呼吸道通畅，备气管切开抢救包。 2.保持伤口敷料清洁干燥，注意观察引流液的量、颜色、性质等。 3.保持情绪稳定，保持病室安静。	案例：护士巡视不到位，术后伤口明显渗血，引流管流出大量血性液体，患者颈部有压迫感，出现口唇发绀、呼吸困难。 案例：患者既往有甲亢，术前准备欠充分，术后出现高热、心率增快、大汗淋漓、烦躁不安，出现甲亢危象。

药物类

药物名称	药理作用和专科用途	危险因素及注意事项	警示案例
硫酸镁溶液(33%)	口服提高肠道渗透压，反射性引起总胆管括约肌松弛、胆囊收缩。有导泻、利胆、减轻急性胰腺炎患者的腹胀、腹痛等不适。	**危险因素**： 1.服用不当可引起脱水、电解质紊乱。 **注意事项**： 1.导泻宜同时多饮水，服用大量高浓度溶液易导致腹泻脱水，不服或少服达不到治疗作用。 2.口服硫酸镁浓度是33%，高于此浓度的硫酸镁需要稀释好后才能给患者口服。	**案例**：护士健康教育不到位，患者出院后随意增减剂量及频次，导致患者出现水电解质紊乱。
肠内营养制剂：肠内营养混悬液(SP)及肠内营养乳剂(TDF)	均为复方制剂，其组分含有多种人体必需的营养素，营养支持用药。作为全部营养来源或营养补充剂提供给有胃肠道功能或部分胃肠道功能，不愿或无法正常进食的患者，以满足机体营养需求。	**危险因素**： 1.可能会引起腹泻、腹胀、恶心、呕吐等胃肠道不适反应。 2.患者可能对所含成分过敏。 3.易与静脉肠外营养液混淆给药途径。 **注意事项**： 1.给药途径为胃内或肠内给药，严禁静脉、肌注、皮下给药。 2.空肠或胃、十二指肠造瘘管注入，注意区分注入接头（肠内营养紫色专用管道及接头），切勿静脉注入。 3.观察评估患者胃肠功能，给予合适的浓度、温度及速度。	**案例**：将给肠内制剂管道接头与静脉给药三通接头链接，给药途径改变为静脉途径，导致患者大面积肺栓塞抢救无效死亡。
赫塞汀440 mg/20 mL/瓶	肿瘤基因治疗药物，用于治疗HER2过度表达的转移性乳腺癌。	**危险因素**： 1.常见恶心、发热、口腔炎等不良反应。严重不良反应有心脏毒性、过敏反应、肺毒性。 **注意事项**： 1.药物配置：使用含1.1%苯乙醇防腐剂的灭菌用水作为溶液配制，加入0.9%生理盐水中输入。禁忌使用5%葡萄糖配置。 2.每周给药方案：建议初始负荷剂量4 mg/kg。静脉输注90分钟以上。 3.三周给药方案：初始剂量8 mg/kg，90分钟以上静脉输注，维持剂量6 mg/kg 30分钟内静脉输注。2~8℃低温保存，开瓶后有效期28天。 4.使用期间注意倾听患者主诉。	**案例**：患者多次输注，自行调节开关，速度过快出现心律失常。 **案例**：剩余药物放置冰箱保存，温度过低导致结冰，不能使用，造成经济损失。

四、心胸血管外科护理高风险警示

疾病类

名称	风险因素	观察及护理要点	警示案例
胸腺瘤	重症肌无力危象、严重呼吸抑制、心搏骤停。	观察要点： 1. 重症肌无力危象多于手术后48~72小时发生，观察呼吸频率、节律与深度的改变，有无呼吸困难加重。 2. 观察有无发绀、咳嗽无力、腹痛、瞳孔变化、出汗、唾液或喉头分泌物增多等现象。 护理要点： 1. 鼓励患者咳嗽和深呼吸，抬高床头，保持呼吸道通畅，必要时负压吸痰。 2. 备新斯的明、气管切开包、人工辅助呼吸装置于床旁。 3. 指导患者遵医嘱正确服用抗胆碱酯酶药物，避免漏服、擅自停服或更改剂量。 4. 避免感染、外伤、疲劳、过度紧张，避免使用加重肌无力症状、诱发危象的药物(如普萘洛尔、氯丙嗪和各种肌肉松弛药及镇静药)。	案例：患者因"胸腺瘤合并重症肌无力"入院，术前无陪护，晚间独自如厕四肢无力倒地。 案例：行胸腺扩大切除术后第二天，患者晨间护理后忽感呼吸困难、表达困难，诱发心跳骤停。
大量心包积液	急性心衰、心跳骤停。	观察要点： 1. 心脏压塞典型症状(Beck三联症)：颈静脉怒张、静脉压大于15 cmH$_2$O、心音遥远、奇脉、动脉压降低、脉压减小。 2. 急性左心衰临床表现：突发呼吸困难，不能平卧；咳粉红色泡沫痰、肺部湿啰音、大汗、烦躁、心率加快、心尖部奔马律。 护理要点： 1. 控制输液速度30~40滴/分。 2. 绝对卧床休息，避免劳累。 3. 心包引流患者保持引流通畅。 4. 急性左心衰处理：高流量酒精湿化给氧、解痉、镇静、强心、利尿、扩血管。	案例：一位大量心包积液患者晚间出现心跳骤停，考虑心包压塞。 案例：一例大量心包积液患者输液时，护士宣教巡视不到位，患者自行调节输液速度，诱发急性左心衰竭。

续表

名称	风险因素	观察及护理要点	警示案例
冠心病严重三支病变	急性心肌梗死、心跳骤停。	**观察要点:** 1 有无胸闷胸痛表现。 2 急性心肌梗死表现:心绞痛加重、突发剧烈持久的胸骨后或心前区压榨性疼痛,休息或含服硝酸甘油不能缓解,伴有烦躁、大汗、濒死感。 **护理要点:** 1. 绝对卧床休息,减少心肌耗氧。 2. 保持大便通畅。 3. 保持情绪平稳,避免波动。	案例:严重三支病变患者,住院期间反复心绞痛,服药后缓解,护士及患者未重视,未绝对卧床休息,自行下楼吃早餐,在住院部楼下花园出现心跳骤停。
下肢深静脉血栓	急性肺栓塞、心跳骤停。	**观察要点:** 1. 患者下床活动或突然改变体位,突发呼吸困难、咯血,或意识丧失。 2. 肢体肿胀情况的观察。 3. 四肢动脉波动、皮温、颜色的观察。 **护理要点:** 1. 绝对卧床休息。 2. 患肢避免冷热敷及按摩。 3. 抗凝治疗患者注意观察出血征象,如:皮肤黏膜出血、牙龈出血、黑便、血尿等。	案例:健康指导不到位,患者步行外出检查未使用平车,检查途中出现肺栓塞、心跳骤停。
主动脉夹层	大动脉夹层破裂、心跳骤停。	**观察要点:** 1. 识别夹层破裂表现(患者改变体位或活动时突然意识丧失,大动脉波动消失)。 2. 观察血压及胸痛的情况。 3. 观察四肢动脉波动情况。 **护理要点:** 1. 绝对卧床休息,训练床上大小便。 2. 充分镇痛。 3. 控制血压 110~120/70~80 mmHg,心率 70~80 次/分。 4. 进食粗纤维食物,保持大便通畅,必要时使用通便润肠药物。 5. 加强心理护理,保持情绪稳定。	案例:健康指导不到位,患者卧床依从性差,下床活动导致夹层破裂、心跳骤停。

续表

名称	风险因素	观察及护理要点	警示案例
主动脉瓣重度狭窄	晕厥、心跳骤停。	观察要点： 1. 有无胸闷、心慌、呼吸困难、心绞痛、晕厥、多汗表现。 2. 有无心律失常：房颤、房室传导阻滞等。 3. 有无心力衰竭表现：活动后疲乏无力、气促、下肢浮肿等。 护理要点： 1. 卧床休息减少心肌耗氧。 2. 保持大便通畅。 3. 保持情绪平稳。 4. 控制水、盐摄入量。 5. 准确记录出入水量。 6. 合理氧疗。 7. 积极完善心脏瓣膜置换术前准备。	案例：住院期间上厕所晕倒，致头皮受伤缝针治疗。 案例：卧床期间突发胸痛、意识丧失、随即心跳骤停。

药物类

药物名称	药理作用和专科用途	危险因素及注意事项	警示案例
胺碘酮 150 mg/ 10 mL	三类抗心律失常药物。用于各种类型心律失常。体外电除颤无效的室颤相关心脏停搏的心肺复苏。	危险因素： 1. 遇氯离子容易产生沉淀物。 2. 给药途径：pH值2.5~4.0，局部刺激性大，易产生静脉炎。 注意事项： 1. 药物配制：仅可应用5%葡萄糖溶液配制。应尽量中心静脉给药，浓度不应超过2 mg/mL。	案例：配制浓度过高、外周静脉给药，导致药物外渗，造成医疗赔偿。 案例：使用生理盐水配制，导致无效治疗。家属质疑疾病预后不佳与药物配置不当有直接关系。
特拉唑嗪 1 mg/片	α受体阻滞剂，用于高血压及良性前列腺增生治疗。	危险因素： 1. 直立性低血压，与其他降压药合用可导致严重低血压，存在跌倒受伤风险。 注意事项： 1. 建议首次睡前服药，初始剂量为1 mg，常用剂量每日1~10 mg，停药后也从1 mg开始逐渐增加剂量。 2. 首次及加量用药后平卧，避免突然改变体位，12小时内避免从事驾驶等危险工作。	案例：首次服药未做好详细宣教，服药后1小时下床如厕导致直立性低血压晕厥，从而导致头皮裂伤。

续表

药物名称	药理作用和专科用途	危险因素及注意事项	警示案例
华法林 2.5 mg/片 或 3 mg/片	双香豆素类中效抗凝药，竞争性对抗维生素K的作用。预防及治疗深静脉血栓、肺栓塞；预防瓣膜相关性房颤或人工瓣膜置换术后引起的血栓栓塞并发症。	危险因素： 1. 治疗窗窄，必须严格监测INR值。 2. 个体差异大：治疗量0.5~5 mg/日不等。 3. 药效易受身体状况、食物、药物等多种因素影响。 4. 抗凝不足容易导致栓塞、抗凝过度容易导致出血等并发症。 注意事项： 1. 每天定时服药，超过4小时禁止补服。不能随意停用或改变剂量。 2. 保持饮食规律、均衡，不随便服其他药物。 3. 定期监测INR，保持INR 2~3或1.5~2.5，稳定状态下最长间隔3个月复查1次。 4. 注意观察有无出血(皮肤黏膜大片瘀斑、黑便、脑出血等)及栓塞(卒中或体循环栓塞)的表现。	案例：健康教育不到位，患者随意增加口服剂量、频次或饮食不规律(连续食用大量芒果)或自行服用保健品(含参类)，导致消化道出血、脑出血再入院。 案例：瓣膜置换术后3年自行停药不再复查，半年后下肢动脉栓塞急诊入院。
去甲肾上腺素 2 mg/mL	强结合肾上腺素α受体，引起外周血管极度收缩，使血压升高，冠状动脉血流增加；弱结合β受体，加强心肌收缩，使心排出量增加。适用于各种休克（除出血性休克），升高血压保证重要器官的血液灌注。	危险因素： 本品具有强烈的血管收缩作用，外渗容易导致局部组织坏死。 注意事项： 1. 尽量选择中心静脉导管给药，无中心静脉导管时，应选择粗大血管，避开关节部位。 2. 匀速给药，用药过程中密切监测心率、血压，根据病情随时调整速度。	案例：患者末梢循环差，选择外周静脉输注，导致药物外渗未及时发现，出现局部坏死。 案例：感染性休克患者扩容输液和去甲肾上腺素同一通路给药，导致患者心律失常，血压忽高忽低。

续表

药物名称	药理作用和专科用途	危险因素及注意事项	警示案例
多巴胺 20 mg/2 mL	多巴胺受体效应为剂量依赖性。(1)小剂量时[0.5~2 μg/(kg·min)],主要作用于多巴胺受体,使肾及肠系膜血管扩张,肾血流量及肾小球滤过率增加,尿量及钠排泄量增加。(2)小到中等剂量[2~10 μg/(kg·min)],能直接激动β1受体,对心肌产生正性应力作用,使心肌收缩力及心博量增加。(3)大剂量时[大于10 μg/(kg·min)],激动α受体,导致周围血管收缩,收缩压及舒张压均增高。适用于各种类型休克,充血性心力衰竭。	危险因素: 本品外渗可导致局部组织坏死;大剂量应用容易发生心律失常。 注意事项: 1.尽量选择中心静脉导管给药,无中心静脉导管时,应选择粗大血管,避开关节部位。 2.匀速给药,用药过程中密切监测心率、血压,根据病情随时调整速度。	案例:心衰患者穿刺困难,经下肢静脉给药,导致药物外渗未及时发现,出现局部坏死。 案例:体外循环术后患者和输液通道同时给药,输液开关打开快速输液时导致患者心律失常、诱发室颤。

五、泌尿外科护理高风险警示

疾病类

名称	风险因素	观察及护理要点	警示案例
肾移植	出血、急性排斥反应。	**观察要点：** 1. 出血：心率增快，血压迅速下降及CVP降低，血尿，伤口渗血；伤口引流管引流血性液>100 mL/h；血常规示血红细胞数量及血细胞比容明显下降。 2. 急性排斥反应表现：体温突然升高且持续高热伴血压升高、尿量减少、体重增加，移植肾区闷胀感压痛及全身症状，实验室检查血肌酐上升。 **护理要点：** 1. 出血的护理：①注意加强观察，及时发现出血征象；②预防血管吻合口破裂，术后平卧24 h，术侧下肢髋膝关节屈曲抬高15°～25°；禁忌突然改变体位；保持大便通畅。③发现出血征象，遵医嘱及时加快补液速度、给予止血药、升压药或输血；协助医生做好手术探查止血的术前准备。 2. 急性排斥反应护理：①观察患者的生命体征、尿量、肾功能及移植肾区局部情况，及早发现排斥反应。②遵医嘱正确、及时执行抗排斥治疗。③MP冲击治疗期间应注意观察患者腹部及大便色泽等情况，警惕应激性消化道溃疡的发生。	案例：一位肾移植患者术后第一天晚间出现心率增快，血压迅速下降，伤口引流管引流血性液>100 mL/h，考虑移植后出血。 案例：肾移植术后第5天，患者体温突然升高且持续高热伴血压升高、尿量减少、血肌酐上升、移植肾区闷胀感压痛，考虑出现了急性排斥反应。
经皮肾镜手术后	出血。	**观察要点：** 1. 术后短时间内造瘘管引出大量鲜红色血性液体。 2. 休克早期表现：血压下降、心率增快。 **护理要点：** 1. 严密观察生命体征、造瘘管引流液的颜色、性质、量，谨防大出血。 2. 术后绝对卧床休息3天。 3. 发现出血征象，遵医嘱应用止血药、抗休克等处理；夹闭造瘘管1~3 h，使肾盂内压力增高，达到压迫性止血的目的；必要时协助医师做好肾动脉造影并选择性栓塞准备。	案例：经皮肾镜术后患者未遵医嘱卧床休息，起床活动后，肾造瘘管短时间内引流出大量鲜红色血性液体。考虑出血。

续表

名称	风险因素	观察及护理要点	警示案例
肾损伤	大出血、休克、感染。	观察要点： 1. 出血表现：①休克早期征象；②腰部疼痛和肿块大小变化；③血尿颜色加深增多；④血红蛋白持续降低。 2. 感染：观察体温是否有寒战高热或低热。 护理要点： 1. 急救处理：①大出血、休克者，应迅速给予输液、输血和积极复苏处理，同时做好急诊手术探查的准备。 2. 保守治疗者：①绝对卧床休息2~4周，严密观察生命体征、肾区疼痛、肿块大小变化、尿液颜色性质等，谨防大出血或迟发型出血；②遵医嘱早期应用广谱抗生素以预防感染；③补充血容量，给予输液、输血等支持治疗；④合理应用镇痛、镇静和止血药物；⑤关注血、尿常规及B超或CT检查结果；⑥做好患者及家属的宣教。	案例：肾挫伤患者住院2周稳定后出院，在家未注意合理休息，参加劳动，大出血再次入院。
前列腺增生手术	TUR综合征。	观察要点： TUR综合征表现：术后数小时内出现烦躁、恶心、呕吐、抽搐、昏迷，严重者出现肺水肿、脑水肿、心力衰竭等。 护理要点： 1. 加强病情观察，注意监测电解质变化。 2. 予高流量吸氧；遵医嘱给予利尿剂、脱水剂；纠正低渗透压、低钠血症；防止肺水肿和脑水肿。	案例：一位BPH术后患者晚间出现心慌、气促，咳粉红色泡沫痰，考虑肺水肿。

续表

名称	风险因素	观察及护理要点	警示案例
肾上腺肿瘤	肾上腺危象、跌倒高风险。	观察要点： 1. 肾上腺危象的表现：①发热：高热可达40℃以上；②消化系统症状：恶心、呕吐、腹痛、腹泻等；③神经系统症状：精神萎靡、表情淡漠、嗜睡甚至昏迷等；④循环系统症状：心率增快、血压下降、四肢湿冷甚至休克等。 2. 高血压及低血钾表现。 3. 注意观察活动情况，防止跌倒等意外损伤。 护理要点： 1. 术后避免使用吗啡、巴比妥类药物。 2. 严密观察病情，早期发现肾上腺危象表现。 3. 遵医嘱立即静脉补充肾上腺皮质激素。 4. 纠正水、电解质、酸碱平衡失调及低血糖等情况。 5. 对症支持治疗：给氧、抗休克、降温、抗感染。 6. 做好安全防护，预防跌倒。	案例：一位肾上腺肿瘤患者术后12小时出现精神萎靡、表情淡漠、高热、恶心、呕吐、心率增快、血压下降考虑出现了肾上腺危象。 案例：患者住院期间上厕所无人扶助，导致跌倒。

药物类

药物名称	药理作用和专科用途	危险因素及注意事项	警示案例
甲泼尼龙琥珀酸钠（500mg/支、40mg/支、4mg/片）	是一种合成的糖皮质激素，具有很强的抗炎、免疫抑制作用。用于器官移植后免疫抑制治疗、抑制感染性和非感染性因素所致的炎症。	危险因素： 1. 大剂量用药静滴过快，可导致心律失常、心脏骤停。 2. 用药期间可能出现精神紊乱； 3. 引起消化道溃疡、出血；诱发或加重糖尿病等。 4. 突然停药易出现急性肾上腺皮质功能不全表现。 注意事项： 1. 遵医嘱正确给药，注意静脉给药速度。 2. 不可突然停药，必须逐量递减。 3. 观察有无消化道出血和精神异常表现。	案例：一位肾移植患者出现排斥反应，静脉滴注大剂量甲泼尼龙琥珀酸钠进行冲击治疗，患者出现消化道出血。

续表

药物名称	药理作用和专科用途	危险因素及注意事项	警示案例
兔抗人胸腺细胞免疫球蛋白（别名即复宁25 mg/支）	作用于T淋巴细胞的选择性免疫抑制剂。用于预防和治疗器官排斥反应。	**危险因素：** 1. 使用过程中易发生不良反应。 2. 细胞因子释放综合征：寒战高热和关节疼痛等。 3. 过敏反应：瘙痒、荨麻疹、血管神经性水肿，严重者发生过敏性休克。 4. 血栓性静脉炎。 5. 血小板减少症和/或白细胞减少症。 6. 感染。 **注意事项：** 1. 用药前预防性使用糖皮质激素和抗组胺类药物。 2. 推荐使用中心静脉输注，调节静滴速度，使总滴注时间不短于4小时。 3. 配制后即刻使用，用药期间必须密切观察患者，监测白细胞和血小板。 4. 发生速发过敏反应，必须立即停止滴注，同时必须给予急救措施。 5. 预防性使用抗生素，并注意落实消毒隔离措施。	**案例：** 患者第一次输注速度过快，出现全身寒战、发热、呼吸困难。
盐酸坦洛新缓释片0.2 g/片	选择性地阻断前列腺中的α1A肾上腺素受体，松弛前列腺平滑肌。用于治疗前列腺增生所致的排尿障碍等症状，如尿频、夜尿增多、排尿困难等。	**危险因素：** 1. 治疗时有不同程度的头晕、蹒跚感或出现直立性低血压、心动过速等症状。 2. 长期用药可见AST、ALT和LDH值升高。 **注意事项：** 1. 直立性低血压者慎用，有直立性低血压史的患者或合用降压药时须注意血压的变化。 2. 长期用药应定期检查肝功能。 3. 做好跌倒的预防和宣教。	**案例：** 一患者首次服用盐酸坦洛新缓释片后夜间起床过快，出现体位性低血压，发生跌倒。

六、骨科护理高风险警示

疾病类

名称	风险因素	观察及护理要点	警示案例
颈椎前路椎管减压术后（颈椎病、颈椎骨折）	喉头水肿、血肿压迫致窒息；脊髓神经损伤。	**观察要点：** 1. 观察伤口、颈部有无肿胀和呼吸情况。 2. 四肢感觉、运动及肌力情况。 **护理要点：** 1. 卧硬板床休息，用颈托固定，采取轴线翻身法。 2. 常规床旁备气管切开包，若出现颈部肿胀、呼吸困难立即协助医生拆除缝线去除血肿，若无法改善行气管切开术。 3. 动态评估四肢肌力变化。	**案例：**一位颈椎前路椎管减压术后患者，术后第一天出现呼吸困难，血氧饱和度进行性下降，值班医生和护理人员吸痰处理未明显好转，上级医生判断考虑出现喉头水肿，立即行气管切开后好转。
断肢（指）再植	再植肢（指）体血液循环障碍。	**观察要点：**密切观察患肢（指）颜色、温度、动脉搏动等情况，及时判定是否出现了动脉危象、静脉危象、血管痉挛、血栓形成等。 **护理要点：** 1. 加强巡视，及时发现患肢（指）异常情况。 2. 遵医嘱予小切口放血治疗，必要时手术探查。 3. 血栓形成禁止烤灯加温。	**案例：**断指再植患者，术后第二天，出现指端发白，动脉搏动消失，考虑发生了动脉危象，再次手术。

续表

名称	风险因素	观察及护理要点	警示案例
骨盆骨折	合并盆腔及腹腔内脏器损伤、严重的导致创伤性休克。	观察要点： 1.有无腹痛、腹胀、呕吐、肠鸣音和腹膜刺激征，并定时测量腹围，以判断是否合并有腹膜后血肿、腹腔脏器损伤及膀胱损伤。 2.有无休克早期表现：血压下降、心率增快等。 护理要点： 1.卧床休息，减少搬动，必须搬动时由多人平托，以免引起疼痛，增加出血。 2.不影响骨盆环完整的骨折，可取仰卧与健侧卧位交替，严禁坐立；影响骨盆环完整的骨折，伤后应平卧，且应减少搬动。 3.严密监测生命体征，腹部体征，记录24小时尿量等；必要时监测中心静脉压、血红蛋白、红细胞计数及血细胞比容等各项指标，以确定是否有休克及其程度。 4.及时建立静脉通路，积极扩容。 5.经抗休克治疗仍无法维持血压，应立即做好术前准备。	案例：患者因骨盆骨折入院，护士未及时建立静脉通路，未仔细观察患者生命体征及腹部体征，导致患者发生休克。
髋关节置换	假体脱位。	观察要点： 1.密切观察患髋是否出现肿胀、畸形、疼痛及活动受限等情况。 护理要点： 1.平卧时保持功能位，尤其是夜间患者睡眠状态下防止患肢内旋、外旋及内收，可穿防旋鞋。 2.翻身时两腿之间夹软枕，屈髋屈膝小于90°。	案例：患者髋关节置换术后由于体位摆放不正确、翻身方法不规范或下地活动时姿势不正确致假体脱位，需再次手术。

续表

名称	风险因素	观察及护理要点	警示案例
髋、膝关节置换	肺栓塞。	**观察要点**：密切观察患者意识、生命体征和血氧饱和度，有无呼吸困难、胸痛、胸闷、咯血等症状。 **护理要点**： 1. 及时风险评估监测腿围，适当多饮水，鼓励床上踝泵训练，鼓励早期下床活动。 2. 落实物理治疗，无出血风险遵医嘱落实抗凝药物预防。 3. 定期复查双下肢深静脉彩超。 4. 血栓形成患者，绝对卧床休息，禁止按摩，必要时肢体抬高制动，观察患肢足背动脉搏动、肢端温度、颜色、感觉、运动情况。 5. 抗凝药物时注意出血表现的观察。 6. 熟悉肺栓塞应急抢救流程，如患者突发意识丧失，立即启动肺栓塞抢救应急预案。	案例：患者髋膝关节置换术后突发呼吸困难、烦躁不安、胸痛、晕厥，抢救无效，患者因肺栓塞死亡。

药物类

药物名称	药理作用和专科用途	危险因素及注意事项	警示案例
抗结核药	抗结核治疗。 常用于脊柱结核患者。	**危险因素**： 随意增减剂量，易导致肝肾功能损害、神经系统毒性反应和胃肠道反应。 **注意事项**： 不能随意增减剂量，定期复查肝肾功能。	案例：护士健康教育不到位，患者增加服药频率，导致肝功能严重受损等并发症。

续表

药物名称	药理作用和专科用途	危险因素及注意事项	警示案例
七叶皂苷钠注射液 5 mg/支、10 mg/支	具有消炎、抗渗出、增加静脉张力、改善血液循环以及纠正脑功能失常等作用。用于创伤或手术所致肿胀。	**危险因素：** 1. pH 值为 4.6，明显低于人体正常 pH 值(7.35~7.45)，干扰血管内膜正常代谢和机能，对血管内皮细胞造成损伤，易导致静脉炎的发生。 **注意事项：** 1. 建议采用静脉留置针输注，使用前后生理盐水冲封管，确保静脉通路通畅，防外渗。 2. 输注过程中加强巡视，重视患者主诉。	**案例：** 输液过程中未注意加强巡视，未及时更换注射部位，导致药物外渗，局部组织水泡坏死。
低分子肝素注射液 5000 IU/0.4 mL/支	低分子肝素的抗凝作用主要通过 2 个方面：①对凝血酶的抑制作用；②对凝血活性因子 Xa(FXa) 的抑制作用。用于深静脉血栓的预防。	**危险因素：** 1. 出血倾向。 2. 注射方式不当，导致皮下出血或局部血肿形成。 **注意事项：** 1. 密切观察患者有无出血倾向，如牙龈出血、紫癜、皮肤瘀斑等。 2. 禁止肌内注射，规范皮下注射方法，注意更换注射部位，注射后按压 5~10 分钟。	**案例：** 护士未掌握常规注射剂量，过量注射后导致患者出血风险增加。 **案例：** 护士采用肌内注射或未更换注射部位，导致患者出现皮下硬结、瘀紫、严重疼痛等。

七、五官科护理高风险警示

疾病类

名称	风险因素	观察及护理要点	警示案例
呼吸道异物	窒息、心跳骤停。	观察要点： 1. 密切观察呼吸和血氧饱和度情况，包括呼吸频率、深浅度、有无明显发绀、三四征等。 2. 观察有无窒息先兆，如呼吸困难加重、出冷汗、脉搏细速、面色苍白、发绀等。 护理要点： 1. 控制情绪与小儿哭闹，避免因情绪激动与哭闹使气管异物移位，阻塞气道。 2. 输氧，备吸引器、气切包于床旁。 3. 做好术前准备，急诊送手术室手术。 4. 术后复查胸部X片。	案例：一气管异物患儿，哭闹时突发呼吸心跳骤停，考虑气管内异物移位所致。
喉梗阻	窒息、心跳骤停。	观察要点： 1. 密切观察生命体征、面色、神志情况，包括坐卧不安，手足乱动，出冷汗，定向力丧失，大小便失禁。 2. 密切观察呼吸和血氧饱和度情况。 护理要点： 1. 输氧，积极治疗病因。 2. 建立静脉通道。 3. 备吸引器，备气管切开包，做好气管切开准备。	案例：呼吸困难程度评估不到位，气管切开不及时，窒息。 案例：病情观察不到位，造成患者心力衰竭。
鼻腔（扁桃体）出血	窒息、失血性休克。	观察要点： 1. 观察出血的颜色、性质、量。 2. 密切观察生命体征。 3. 观察患者有无将口腔分泌物及时吐出。 4. 关注血生化结果变化。 护理要点： 1. 卧床休息。 2. 备吸引器。 3. 建立静脉通道。 4. 抽血交叉，止血，做好术前准备。 5. 做好疼痛对症护理。	案例：扁桃体术后出血，血量评估不准确，未重视主诉，失血性休克。 案例：患者健康教育未掌握，鼻腔出血吞入胃内呕出，窒息。

续表

名称	风险因素	观察及护理要点	警示案例
急性会厌炎	窒息、心跳骤停。	观察要点： 1. 密切观察生命体征、面色、神志情况。 2. 密切观察患者呼吸情况及血氧饱和度情况。 护理要点： 1. 输氧，保持呼吸道通畅，床旁备气管切开包、吸引器。 2. 卧床休息，遵医嘱给药。 3. 呼吸困难患者做好气管切开术前准备。 4. 保持情绪稳定。	案例：急性会厌炎患者入院后2小时因呼吸困难评估不准确，未及时行气管切开死亡。 案例：急性会厌炎伴糖尿病患者入院后6天因咽喉部大出血死亡。
急性闭角型青光眼	不可逆眼盲。	观察要点： 1. 密切观察患者有无眼胀痛、头痛、恶心、呕吐的表现。 2. 密切观察眼部有无充血，眼部刺激症状、视力下降等表现。 护理要点： 1. 遵医嘱在最短的时间控制眼压，按正确频率使用缩瞳眼药水降压。滴用眼药水后要压迫泪囊区2~3分钟。 2. 高渗脱水剂使用时注意老年患者、合并有高血压、心功能、肾功能不全、电解质紊乱患者的全身情况。 3. 一次饮水量不超过300 mL。 4. 做好疼痛对症护理。 5. 注意安抚患者情绪。	案例：某急性青光眼患者未及时就医，致发作眼视神经萎缩，视力丧失。

续表

名称	风险因素	观察及护理要点	警示案例
糖尿病性视网膜病变	视网膜脱离致盲。	观察要点： 1. 密切观察患者有无视物下降的表现。 2. 密切关注患者血糖的控制情况。 3. 密切观察患者全身情况，特别是心脑血管方面合并症情况。 护理要点： 1. 严密注意观察患者生命体征、神志、肌力、血糖情况，关注患者阳性检查结果。 2. 加强糖尿病患者药物、饮食、运动的管理。 3. 注意患者心理状况，评估患者自理能力，主动关心，加强心理疏导。 4. 如患者出现视网膜脱离，指导患者术前术后正确体位，勿剧烈活动，用力排便等。	案例：患者血糖控制不佳，出现视力下降、视物变形并发视网膜脱离。 案例：患者术后出现大面积脑梗，导致纠纷。 案例：一年轻糖尿病视网膜病变患者，因手术效果不理想，情绪悲观，有自杀的念头。
舌癌	皮瓣危象。	观察要点： 1. 观察皮瓣颜色、血运、肿胀情况：术后48~72小时发现皮瓣苍白，皮温低为动脉供血不足；若皮瓣暗红或呈淤紫，皮温低，多为静脉回流障碍。 护理要点： 1. 术后每小时严密观察口腔皮瓣的血运情况。 保持头部正确位置，避免术区血管压迫或牵拉。 2. 遵医嘱准确执行抗凝治疗。	案例：舌癌患者术后皮瓣观察不到位，48小时后出现皮瓣淤紫，针刺无回血，考虑静脉回流障碍导致的皮瓣危象。

续表

名称	风险因素	观察及护理要点	警示案例
口腔肿瘤	吻合口大出血。	观察要点： 1. 患者引流量增加，每小时大于 100 mL，颜色呈鲜红色。 2. 患者出现头晕乏力、神志淡漠、心率增快、血压下降。 护理要点： 1. 卧床休息，监测生命体征，合适镇静镇痛，避免躁动不安。 2. 密切观察引流情况。 3. 吻合口血管大出血处理：协助医生查找出血原因；快速建立两条及以上的静脉通路，备血，必要时协助手术止血。	案例：颊部肿瘤患者术后躁动不安，观察和处理不到位，6 小时后出现吻合口血管破裂出血导致病情变化。

药物类

药物名称	药理作用和专科用途	危险因素及注意事项	警示案例
巴曲酶 58 U/瓶	是较好的溶解血栓药物，同时具有保护血管内皮细胞的作用，对突发性耳聋有较好的效果。	危险因素： 1. 有出血倾向的患者会加重出血。 2. 用药前血纤维蛋白原浓度低于 100 mg/dL 者可能会诱发出血。 注意事项： 给药途径为静脉注射，控制滴数（100 mL 1 小时以上 25 滴/分钟）、避光，在 5 ℃下保存。给药前必查凝血功能。	案例：采用静脉给药，凝血功能异常禁用，而造成消化道出血。
盐酸肾上腺素 1 mg/1 mL	收缩皮肤黏膜和血管，用于扁桃体术后出血含漱。	危险因素： 1. 临床多种给药途径，一般用于静脉或者肌注。 2. 耳鼻喉外科用法较特殊，为含漱，有误口服风险。 注意事项： 1. 含漱时不能咽下，以免对胃肠道刺激。	案例：核查不仔细，用法未"警示"标示，用于静脉，造成血压升高。

续表

药物名称	药理作用和专科用途	危险因素及注意事项	警示案例
马来酸噻吗洛尔滴眼液 25 mg/5 mL	1. 非选择性β受体阻滞剂，有降低眼内压作用。 2. 对原发性开角型青光眼具有良好的降低眼内压疗效。	危险因素： 可致心动过缓、心律失常。 注意事项： 1. 当出现呼吸急促、脉搏明显减慢、过敏等症状时，请立即停止使用本品。 2. 窦性心动过缓、二度或三度房室传导阻滞、明显心衰、心源性休克禁用。	案例：一位窦性心动过缓患者用药后出现头晕、脉搏明显减慢、晕厥。
阿托品眼用凝胶 50 mg/5 g	1. 阻断M胆碱受体，因而使瞳孔括约肌和睫状肌松弛，形成扩瞳。 2. 用于眼底检查及验光前的散瞳，眼科手术术前散瞳，术后防止粘连，用于角膜炎、虹膜睫状体炎等。	危险因素： 对眼压异常、浅前房患者可诱发青光眼急性发作。 注意事项： 1. 眼压异常或窄角、浅前房患者禁用。 2. 给药途径：结膜囊内滴入，滴眼后用手指压迫泪囊部2~3分钟，防止药液进入吸收。	案例：一位眼压异常患者误点药物，诱发青光眼急性发作，致瞳孔散大、眼压骤升，视神经受损，视功能减退。 案例：一位虹膜睫状体炎滴药后未压迫泪囊区，出现皮肤、黏膜干燥、发热、面部潮红，心动过速。
复方托吡卡胺滴眼液 10 mL	1. 抗胆碱作用，药物吸收后引起散瞳及调节麻痹。 2. 用于散瞳及检查眼底、屈光度。	危险因素： 对本药过敏及闭角型青光眼患者禁用。 注意事项： 滴眼后应压迫内囊部2~3分钟，以防经鼻黏膜吸收过多引发全身不良反应。	案例：一位青光眼患者误点药物，致瞳孔散大、眼压骤升，视神经受损，视功能减退。

续表

药物名称	药理作用和专科用途	危险因素及注意事项	警示案例
低分子肝素钠注射液 2500 IU/支 5000 IU/支	是由普通肝素（UFH）酶解或化学降解获得，其药理作用主要包括抗凝血、抗血栓、抗炎等作用。应用于口腔肿瘤术后患者移植皮瓣区抗凝、抗血栓。	**危险因素：** 1. 出血倾向。 2. 注射方式不当，导致皮下出血或局部血肿形成。 **注意事项：** 1. 活动性出血者、严重凝血功能障碍者禁用。 2. 监测凝血功能。 3. 监测生命体征、密切观察皮肤黏膜变化及大小便颜色。 4. 给药途径：静注注射、皮下注射，禁止肌肉注射。剂量过多导致出血倾向。	**案例**：患者用药第3天出现皮肤散在瘀斑、牙龈出血等，未引起重视，患者第5天出现消化道出血，病情加重导致医患矛盾发生。

八、皮肤性病科护理高风险警示

疾病类

名称	风险因素	观察及护理要点	警示案例
过敏性紫癜	消化道出血。	**观察要点：** 1. 皮肤及黏膜出现紫癜、皮疹加重。 2. 腹痛加重，出现呕血、便血、血尿。 3. 实验室检查结果异常。 **护理要点：** 1. 注意卫生、保持皮肤清洁、保持床单位的整洁，穿棉质柔软适衣物，勤剪指甲，避免抓伤皮肤，减少清洁剂及化妆品对皮肤的刺激，防晒。 2. 绝对卧床休息，避免劳累，注意保暖。 3. 使用糖皮质激素治疗期间注意监测血压、大便颜色和性状。 4. 饮食护理：严格遵医嘱饮食，宜清淡，种类及类型应逐渐过渡，避免食用辛辣刺激及海鲜、羊肉、生冷、硬的食物。多食富含维生素C的水果。腹痛时：禁食禁饮。 5. 出现胸闷、气短、呼吸困难应立即报告医生。	**案例**：过敏性紫癜的患者，健康宣教未到位，未绝对卧床休息，未遵嘱禁食，自行下楼吃油炸辛辣饮食，导致皮疹加剧、腹痛加重并引发消化道出血。

续表

名称	风险因素	观察及护理要点	警示案例
急性荨麻疹	过敏性休克、窒息。	**观察要点：** 1. 有无心慌、胸闷、喉头出现紧缩感，呼吸困难、烦躁不安、血压下降。 2. 有无恶心呕吐和腹泻。 3. 观察体温，有无高热。 **护理要点：** 1. 室内应保持清洁、干燥，禁放花卉，发现可疑食物或药物过敏时应立即停用。 2. 皮肤护理：穿宽松、棉质衣服，剪短指甲，勿搔挠，不用化学物品，防晒。 3. 急性期应卧床休息，必要时吸氧。 4. 密切观察抗组胺类药物的疗效和不良反应，防跌倒，勿开车、勿高空作业。 5. 病情严重，伴有休克、喉头水肿及呼吸困难者，应立即抢救。	案例：急性荨麻疹患者，住院期间诉呼吸不畅，未重视未及时处理，导致患者喉头水肿发生窒息。 案例：护士健康指导不到位，患者在用肥皂水擦洗全身后，导致皮疹加重。
药疹	脓毒血症、多器官功能衰竭。	**观察要点：** 1. 评估过敏史及用药史。 2. 有无皮肤糜烂、水泡、表皮剥脱，皮损面积。 3. 有无高热、恶心、腹泻、谵妄、昏迷等全身症状。 4. 关注水、电解质的情况。 **护理要点：** 1. 落实消毒隔离：限制探视，加强手卫生，及时清理创面，更换无菌床单及衣物，防止继发感染。 2. 监测生命体征及实验室感染性指标。 3. 立即停用可疑过敏的药物，并做好标记。 4. 加强皮肤护理，遵嘱正确应用药物，采取安全给药的途径，避免加重皮肤剥脱的操作或行为，保暖。 5. 饮食上可给予高热量、高维生素、高蛋白饮食。 6. 加强心理护理，消除顾虑，鼓励患者及家属积极配合保护患者隐私，并协助翻身及床旁活动。	案例：患者因全身皮肤的大面积糜烂，感染指标持续升高，从而导致多器官功能的衰竭。 案例：患者因全身皮肤破损，未采用适合患者的给药途径及注射部位，导致破损皮肤面积增大，疼痛加剧。

药物类

药物名称	药理作用和专科用途	危险因素及注意事项	警示案例
甲泼尼龙琥珀酸钠	免疫抑制剂，用于皮肤科患者抗炎、抗过敏治疗。	**危险因素：** 1. 医源性库欣综合征，表现为浮肿、低血钾、高血压、满月脸、向心性肥胖、皮肤变薄、多毛、痤疮、激素相关性糖尿病、肌无力、肌萎缩等。 2. 延缓伤口愈合。 3. 诱发或加重感染。 4. 诱发或者加重消化性溃疡，导致消化道出血或穿孔。 5. 电解质紊乱。 6. 诱发白内障和青光眼。 7. 神经精神异常。 **注意事项：** 1. 全身性霉菌感染、已知对药物成份过敏者禁用。 2. 使用过程中密切观察患者不良反应。 3. 监测血糖、血压、电解质值。	**案例：**患者用药期间，未告知患者可能会引起高血压及血糖升高。
普萘洛尔片	抑制肾上腺素β受体阻滞剂。使心肌收缩力减弱，降低患者动脉压，减轻动脉瘤内血液的压力，抑制血管瘤的生长，使血管瘤发生萎缩。用于皮肤科婴幼儿血管瘤的治疗。	**危险因素：** 1. 给药浓度过大、剂量过大易造成暂时性呼吸窘迫、病灶复发、心率减慢、高血钾、低血糖、恶心呕吐、嗜睡、转氨酶升高、易激惹、四肢冰冷、夜惊、皮疹、腹泻等。 2. 导致患儿心率减慢、嗜睡、腹泻等。 **注意事项：** 1. 口服普萘洛尔期间，应看服到口，使用注射器准确给药，避免给药剂量错误。 2. 应用注射器抽药时，应将注射器上针头取下，避免误伤患儿。 3. 每小时监测血压、心率，密切观察患儿的生命体征变化。	**案例：**患儿予以口服普萘洛尔片，护士宣教后未看服到口，家属自行给患儿给药，药物剂量过大，引起恶心呕吐、腹泻及心率减慢。

九、烧伤整形科护理高风险警示

疾病类

名称	风险因素	观察及护理要点	警示案例
烧伤休克	低血容量性休克，水中毒。	观察要点： 1. 低血容量性休克期：神志出现烦躁不安，收缩压下降，脉压差减少，脉率(心率)增快，尿量减少，四肢末端湿冷，皮肤发白。 2. 水中毒：有脑水肿或胃肠功能紊乱。 护理要点： 1. 休克期护理： ①迅速建立两条静脉通道，持续低流量输氧，患者出现烦躁不安，提示脑循环灌注不足，可加快输液速度。②密切观察生命体征变化，成人心率大于120次/分，小儿大于150次/分，血压收缩压虽正常，仍提示组织灌注不足，加速补液。③留置尿管，记录每小时尿量，成人尿量30~50 mL，儿童1 mL/kg。④调节室温30 ℃~32 ℃，湿度60%~70%，及时更换潮湿医用棉垫。 2. 水中毒的预防：口渴为休克早期表现，需以静脉补液为主，可给予含盐饮料或烧伤饮料，避免患者大量饮用白开水导致体液低渗，引起脑水肿及胃肠道功能紊乱。	案例：1例大面积烧伤患者，院外4小时内未及时补充液体，入院时已出现低血容量性休克。
吸入性损伤	呼吸道阻塞。	观察要点： 呼吸道阻塞：患者早期可出现神志烦躁不安，声音嘶哑和喘鸣，呼吸略快。严重时出现神志意识障碍、甚至昏迷。口唇发绀，呼吸、心率增快，出现呼吸窘迫和低氧血症。 护理要点： ①密切监测患者病情变化，采用半卧位，配备气管切开包、吸痰装置，给予高浓度氧气吸入，改善一氧化碳中毒和纠正缺氧。②保持呼吸道通畅，必要时建立人工气道，清除气道分泌物和行气道灌洗。③遵医嘱用药。④肺功能衰竭时，需使用呼吸机辅助呼吸。	案例：患者头面颈烧伤，患者及家属拒绝行气管切开，24小时后患者出现喉头水肿致使患者呼吸窘迫和低氧血症。

药物类

药物名称	药理作用和专科用途	危险因素及注意事项	警示案例
磺胺嘧啶银粉（外用药）	该品为磺胺类抗菌药，具有磺胺嘧啶和银盐的双重作用。对多数革兰阳性和革兰阴性菌均有抗菌活性，且具有收敛作用，用于预防和治疗轻度烧伤继发创面感染。	**危险因素：** 1. 可见局部刺激性、皮疹、皮炎、药物热、肌肉疼痛、血清病样反应等过敏反应。 2. 由于该品局部外用可能有部分吸收，因此可能出现粒细胞和血小板减少，再生障碍性贫血、炎症、肝功能减退、恶心、呕吐和腹泻等。 **注意事项：** 1. 对磺胺类药物及银盐过敏者禁用。 2. 孕妇及哺乳期妇女慎用。也可引起新生儿贫血和核黄疸，故新生儿不宜使用。 3. 用量不宜过大，以免增加吸收中毒，治疗过程中应定期检查血象和尿常规。 4. 肝肾功能减退者慎用。	**案例**：一例大面积烧伤患者，创面大量使用使用磺胺嘧啶银粉外涂后，出现肝功能异常、恶心、呕吐和腹泻等症状。

十、神经内科护理高风险警示

疾病类

名称	风险因素	观察及护理要点	警示案例
急性脑梗死	静脉溶栓后颅内出血、脑疝形成、呼吸心跳骤停。	观察要点： 1. 静脉溶栓：①密切观察神志、瞳孔、生命体征及肌力等变化。②观察有无牙龈、皮肤黏膜、消化道、泌尿系、生殖系统出血征象。③观察有无舌部水肿等药物过敏反应。 2. 观察脑疝的临床表现：①剧烈头痛、呕吐、视乳头水肿。②意识障碍加重。③呼吸心跳减慢。④血压升高。⑤瞳孔不等大或散大。 护理要点： 1. 绝对卧床休息，抬高床头15°~30°，减轻脑水肿。 2. 密切观察患者神志瞳孔、肌力、语言、出血等情况。 3. 医嘱监测生命体征，静脉溶栓时及溶栓后维持血压不得高于180/100 mmHg，异常时及时报告医师。 4. 保持呼吸道通畅，及时清除口腔和鼻腔内分泌物，防止呕吐误吸。 5. 保持大便通畅，避免各种引起颅内压增高的因素，如剧烈咳嗽、打喷嚏屏气、用力排便、大量快速输液和躁动不安等。过度烦躁不安患者遵医嘱适量应用镇静剂，便秘者遵医嘱应用缓泻剂。	案例：静脉溶栓时血压高于180/100 mmHg，未及时报告医师处理，导致患者溶栓过程中出现颅内出血。 案例：脑梗死急性期，患者夜间血压控制不佳，烦躁不安，导致颅内压增高，脑疝形成未及时发现，导致抢救不及时，患者出现呼吸心跳骤停。

续表

名称	风险因素	观察及护理要点	警示案例
自发性脑出血	血肿增加、脑疝形成。	观察要点：密切观察神志、瞳孔、生命体征及肌力等变化，如患者出现脑疝的先兆表现，应立即报告医师。 护理要点： 1. 绝对卧床休息，抬高床头15°~30°，减轻脑水肿。 2. 保持呼吸道通畅，及时清除口鼻腔内分泌物，防止误吸。 3. 控制血压在正常范围。 4. 保持大便通畅，情绪稳定，避免各种引起颅内压增高的因素，如剧烈咳嗽、打喷嚏屏气、用力排便、大量快速输液和躁动不安等。 5. 遵医嘱适量应用镇静剂，便秘者遵医嘱应用缓泻剂。	案例：高血压脑出血患者因血压控制不佳，用力排便，导致出血增加，脑疝形成。
急性颈内动脉闭塞	介入治疗后颅内出血、脑疝形成、呼吸心跳骤停。	观察要点： 1. 密切观察神志、瞳孔、生命体征及肌力的变化。 2. 颈动脉支架成形术后密切关注术后并发症：如低血压、心率减低及头痛、呕吐、视力下降、意识障碍等高灌注综合征的表现。 护理要点： 1. 术后严密观察患者神志、瞳孔和生命体征，术后根据TCD监测结果控制血压。 2. 观察患者是否有头痛等不适，警惕高灌注综合征发生。 3. 绝对卧床休息，保持情绪稳定、及大小便通畅，预防尿潴留导致颅内压升高。 4. 术后易出现心动过缓、低血压，观察患者是否存在胸闷、胸痛、心悸、出冷汗等症状，发现异常及时报告。	案例：急性颈内动脉闭塞患者行支架置入后，术后因血压控制不佳，出现颅内出血、呼吸心跳骤停，考虑再出血。

续表

名称	风险因素	观察及护理要点	警示案例
癫痫	窒息、外伤（舌咬伤、骨折、头部外伤等）。	观察要点： 1. 密切观察有无癫痫发作先兆，发作诱因、频率、时间、部位、性质和既往史等。 2. 密切观察呼吸道情况、血氧饱和度、有无窒息缺氧表现。 3. 观察生命体征意识状态，有无舌咬伤及其他外伤。 护理要点： 1. 发作时立即平卧，保持呼吸道通畅，将患者头偏向一侧，使口腔分泌物自行流出，床头备吸痰装置吸除口鼻分泌物防窒息，备插管用物或气管切开包等物品，必要时建立人工气道。 2. 尽快控制发作：迅速建立静脉通路，遵医嘱用药。 3. 吸氧，保持脑部氧的供应。 4. 做好安全防护：由专人守护，加保护性床挡，防止坠床。患者抽搐时，采用牙垫或开口器，防止舌咬伤；不可强行按压或牵拉肢体，以免造成韧带撕裂、关节脱臼、骨折等损伤。不要指压人中穴，不要强行喂药、喂食。 5. 指导长期规律服用抗癫痫药物，不随意减药，观察用药反应，定期监测药物浓度。 6. 注意饮食、运动、休息，勿从事高危职业。	案例：癫痫持续状态患者出现口唇发绀，考虑窒息，床旁未备吸引装置等抢救设备，延误了患者的抢救时间，导致脑缺氧不可逆损伤。 案例：癫痫患者在强直-阵挛发作时，未上床栏，患者坠床后导致股骨骨折。

续表

名称	风险因素	观察及护理要点	警示案例
重症肌无力	重症肌无力危象。	观察要点： 1. 密切观察呼吸频率、节律与深度的改变。 2. 观察有无呼吸困难加重、发绀、咳嗽无力、腹痛、瞳孔变化、出汗、唾液或喉头分泌物增多等现象。 护理要点： 1. 鼓励咳嗽和深呼吸，抬高床头，及时清除口腔和鼻腔分泌物，给予氧气吸入。 2. 备好新斯的明、呼吸机等抢救药品和设备，必要时配合气管插管或切开，使用呼吸机。 3. 指导患者遵医嘱正确服用抗胆碱酯酶药物，避免漏服、自行停服、更改药量。 4. 避免感染、外伤、疲劳、过度紧张，包括使用加重肌无力症状、诱发危象的药物(如普萘洛尔、氯丙嗪和各种肌肉松弛药及镇静药)。	案例：急性重症型肌无力患者，自行服用普萘洛尔，护士未发现，诱发肌无力加重，呼吸衰竭。
抑郁障碍	自杀倾向。	观察要点： 1. 核心症状：情绪低落、兴趣减退、乐趣丧失。如患者出现明显的情绪转变，言谈中表情欠自然，交代后事、书写遗书、反复叮嘱重要问题等，均视为危险行为的先兆。 2. 心理症状：无用、无助、无望。 3. 躯体症状：睡眠障碍、进食紊乱。 护理要点： 1. 严格执行护理巡视制度，对消极意念的患者做到心中有数，及时辨认出患者自杀意图的强度与可能性。 2. 病区物品应简洁，清除所有危险品，以免患者将其作为自杀工具。 3. 早期心理干预。	案例：一重度抑郁患者，私藏水果刀，在夜间家属入睡后割腕，护士巡视病房时发现并就地抢救。

续表

名称	风险因素	观察及护理要点	警示案例
老年痴呆症	患者突发神志意识改变，有可能会出现跌倒、走失、非计划性拔管等。	观察要点： 有无记忆力障碍、失语、失用、失认、定向力障碍、抽象思维及计算力损害以及人格和行为改变等，最终生活无法自理，且病程呈进展性。 护理要点： 1. 落实安全护理。 2. 加强日常生活照护。 3. 维持现存功能的情况下开展各类针对性训练活动。 4. 用药护理：切记避免重复吃药、吃错药等。 5. 加强心理护理，给予关爱。	案例：老年痴呆患者夜间突发精神行为异常，将PICC管拔出。 案例：老年痴呆患者家属外出购物时，患者自行外出走失，被派出所干警发现老人行为异常，查看住院腕带后联系到医院和家属。

药物类

药物名称	药理作用和专科用途	危险因素及注意事项	警示案例
复方甘露醇注射液 250 mL/瓶、100 mL/瓶	高渗制剂，用于消除脑水肿，降低颅内压，利尿作用。	危险因素： 1. 高渗透压，外渗可引起局部组织肿胀坏死。 2. 容易导致水、电解质紊乱。 3. 遇冷易产生微粒或结晶，静脉输注可能产生静脉炎、血栓、急性肾功能损害。 注意事项： 1. 确保静脉通路通畅，防外渗。 2. 快速滴注，250 mL要求15~30分钟内滴完。 3. 用药期间应监测：①血压；②肾功能；③电解质浓度；④尿量。 4. 心肺功能较差时应慎用此药，以免导致血容量迅速增多而引起心衰等并发症。 5. 甘露醇易结晶，故应用前应仔细检查。	案例：输液过程中未注意加强巡视，未及时更换注射部位，导致静脉炎发生。

续表

药物名称	药理作用和专科用途	危险因素及注意事项	警示案例
注射用阿替普酶 50 mg/支 20 mg/支	激活纤溶酶原，主要作用是消化局部纤维蛋白凝块，用于急性患者早期溶栓治疗。	**危险因素：** 1. 出血和凝血障碍。 2. 偶见心律失常、体温升高。 **注意事项：** 1. 急性缺血性脑卒中 3 小时内静脉溶栓治疗一般推荐剂量为用总量为 0.9 mg/kg 体重（剂量 90 mg），其中总量的 10% 在 1 min 内 IV 静脉推注，其余 60 分钟内持续滴注 1 h。 2. 用药期间应严密观察患者有无出血、过敏等症状，一旦发生不良反应，应及时抢救处理。 3. 平衡盐溶液与本药相混，室温下 24 h 内会发生沉淀。	案例：用药后患者出现皮肤瘀斑、牙龈出血等，管床护士未观察到。 案例：护士不知这一禁忌，与平衡盐溶液同时输注，产生沉淀。
盐酸替罗非班氯化钠注射液 5 mg/瓶 100 mL/瓶	血小板糖蛋白 Ⅱb/Ⅲa 受体的可逆性拮抗剂，可强效抑制血小板功能，用于血管介入术后。	**危险因素：** 1. 过量易致各种出血。 2. 全身：血小板计数减少可伴有寒战、轻度发热。 3. 过敏反应。 **注意事项：** 1. 治疗期间，应观察患者有无出血。 2. 不能与地西泮（安定）在同一条静脉输液管路中使用。	案例：患者躁动，且只有一条静脉通道，医嘱予以静推安定 5 mg，年轻护士将安定从替罗非班输注通道推注。
注射用尿激酶 1 万 U/支 10 万 U/支	直接作用于内源性纤维蛋白溶解系统，从而发挥溶栓作用。用于血栓栓塞性疾病的溶栓治疗。	**危险因素：** 易致各种出血。 **注意事项：** 1. 用药期间应密切观察患者反应，如脉率、体温、呼吸频率和血压、出血倾向等。 2. 建立好静脉通路，开始输注本品后禁止肌内注射给药。 3. 动脉穿刺给药时，给药毕，应在穿刺局部加压至少 30 分钟，并用无菌绷带和敷料加压包扎，以免出血。	案例：患者注射尿激酶后，发生颅内出血，护士没有及时观察到患者神志瞳孔改变。 案例：患者动脉穿刺给药后，穿刺局部加压时间过短，出现皮下血肿。

续表

药物名称	药理作用和专科用途	危险因素及注意事项	警示案例
地西泮注射液 10 mg 2 mL/支	中枢神经系统抑制药，抗焦虑、镇静催眠作用。为治疗癫痫持续状态的首选药。	**危险因素：** 1. 静脉推注速度过快可导致呼吸抑制。 2. 癫痫患者突然停药可引起癫痫持续状态。 **注意事项：** 1. 注意静脉推注的速度不能<5分钟，防止呼吸抑制。 2. 不能加入0.9% NS，溶液易出现浑浊。	**案例：**患者在做头部核磁共振检查时躁动，陪检医生静推安定10 mg因速度过快，患者发生呼吸心跳骤停。
注射用盐酸乌拉地尔 50 mg/支	α1受体阻滞剂，具有外周和中枢双重降压作用。用于治疗高血压危象（如血压急剧升高），重度和极重度高血压。	**危险因素：** 1. 血压骤然下降过快可能引起心动过缓甚至心脏停搏。 2. 若患者同时使用其他降压药、饮酒，或存在血容量不足的情况（如腹泻、呕吐），可增强本品的降压作用。 **注意事项：** 1. 监测血压变化，根据情况调节泵速。 2. 同时使用西咪替丁可使本品的血药浓度上升最高达15%，导致降压过快。	**案例：**初始泵速过快，患者出现血压下降过快，发生心动过缓。

十一、呼吸内科护理高风险警示

疾病类

名称	风险因素	观察及护理要点	警示案例
支气管扩张/肺癌	咯血窒息。	**观察要点：** 密切监测患者生命体征、神志、面色、尿量等，观察咳嗽、咯血的次数、出血量。 **护理要点：** 1. 对年老体弱、咳嗽无力的患者重点观察。 2. 备吸痰盘于床旁。 3. 及时发现咯血的先兆表现，积极采取抢救措施。	**案例：**支气管扩张患者突然出现大咯血，床旁未备吸引设备，未及时畅通气道窒息病例。

续表

名称	风险因素	观察及护理要点	警示案例
AECOPD	肺性脑病。	观察要点： 1.密切注意患者精神症状，一旦发现异常，及时通报医生处理。 2.监测患者生命体征、SPO_2及尿量变化，关注患者动脉血气分析结果。 护理要点： 1.合理用氧，根据动脉血气分析结果调整用氧方式及用氧浓度。 2.保持呼吸道通畅（翻身、拍背，雾化吸入、有效的咳嗽咳痰、建立人工气道等）。	案例：AECOPD患者出现神志改变，观察不到位。
重症肺炎	呼吸窘迫综合征、休克。	观察要点： 1.呼吸频率、神志变化。如患者出现呼吸困难加重、血氧饱和度持续下降、脉速、体温过高或不升，提示呼吸窘迫综合征发生。 2.血压尿量体温的观察。如脉速、血压下降、尿少或无尿、体温过高或不升提示出现了休克。 护理要点： 1.肺康复措施：拍背、体疗、有效咳嗽排痰。抢救配合，监测患者生命体征，发现病情变化及时抢救，并通知医师。 2.保持呼吸道通畅，做好人工气道及呼吸机的护理。 3.做好高热的护理，及时降温。	案例：患者血压下降，未及时报告，延误患者抢救。

药物类

药物名称	药理作用和专科用途	危险因素及注意事项	警示案例
垂体后叶素 2 u/支	咯血患者止血的常用药物。通过收缩肺小动脉，使肺内血流量减少，肺循环压力降低，达到止血目的。	高危因素： 缩血管药物，外渗后易造成组织坏死。 注意事项： 1.用药过程中，需要特别注意静注或静滴速度，若出现头痛、面色苍白、胸闷、腹痛、便意及血压升高等不良反应时，应立即停药。 2.穿刺部位应避免关节部位。输注过程中加强巡视，加强穿刺处皮肤颜色、肿胀情况的观察。	案例：患者药液外渗未及时发现，出现局部组织坏死。

续表

药物名称	药理作用和专科用途	危险因素及注意事项	警示案例
茶碱类 （氨茶碱 注射液 2 mL 0.25 g/支， 多索茶碱 注射液 10 mL 0.1 g/支）	属于黄嘌呤类药物，为常用的平喘药物，可以：①松弛气道平滑肌；②改善呼吸功能；③强心作用；④此外还有微弱的利尿作用，适用于心源性哮喘。	**危险因素：** 1. 茶碱类发挥舒张支气管作用的安全范围为 10～20 mg/L。超过 20 mg/L 时不良反应明显增加。早期多见有恶心、呕吐、头痛、不安、失眠、易激动等，严重时可出现心律失常、精神失常、惊厥、昏迷，甚至出现呼吸、心跳停止而引起死亡。 2. 在联合用药方面，部分头孢菌素类（头孢呋辛、头孢噻肟）、大环内酯类药物（红霉素、罗红霉素、克拉霉素）、四环素类（米诺环素、多西环素、四环素）、林可霉素类（林可霉素、克林霉素）、喹诺酮类药物（环丙沙星、氧氟沙星）可以抑制氨茶碱的代谢，使其代谢延长，血药浓度增高。 3. 沙丁胺醇、西米替丁、口服避孕药、异烟肼、美西律、维拉帕米等也可能降低氨茶碱的清除率，联合用药时，也应适当减少氨茶碱的用量。 **注意事项：** 1. 控制速度：本品静脉推注或滴注速度过快，可导致烦躁不安、惊厥、心律失常、血压剧降，甚至心跳呼吸骤停等。故氨茶碱必须稀释后缓慢注射。 2. 在应用过程中尽可能监测茶碱血浓度（血药浓度>4 mg/L 有舒张支气管作用；>10～20 mg/L 作用最强；>20 mg/L 易产生中毒反应），以杜绝茶碱过量中毒的危险。	案例：0.25 g 氨茶碱加入 5% 葡萄糖注射液 40 mL 静脉注射，注射速度过快导致患者出现严重心律失常。

续表

药物名称	药理作用和专科用途	危险因素及注意事项	警示案例
β2受体激动剂（沙丁胺醇、特布他林、沙美特罗、福莫特罗等）	激动分布在气道平滑肌上的β2受体产生支气管扩张作用。支气管哮喘急性发作(气道痉挛)的首选药物。能够迅速改善哮喘急性发作时的呼吸困难、咳嗽等的症状。	危险因素： 1.吸入给药是β2受体激动剂最常见的给药方式，患者不能正确掌握使用方法。 2.若短时间大量使用，可见心动过速和血压波动。 3.会影响血糖，尤其是2型糖尿病患者。 4.长期反复过量使用β受体激动剂，可产生对药物的减敏感现象和掩盖气道炎症的发展。 注意事项： 1.首次使用该药物时医务人员应给予详细讲解和示范正确方法。 2.对于老年患者应定期检验患者对该类药物是否正确有效应用。 3.避免长期、单一使用短效β2受体激动剂。 4.慎用于糖尿病者。	案例：患者出院带药沙美特罗吸入剂（60吸/剂，2次/日），复查时，自诉按医嘱用药，医生检查药物还余58吸。

十二、心血管内科护理高风险警示

疾病类

名称	风险因素	观察及护理要点	警示案例
心肌梗死	心力衰竭、心脏骤停。	观察要点： 1.有无胸闷胸痛、气促情况。 2.观察心电监护心律、心率情况。 护理要点： 1.绝对卧床休息，保持排便通畅。 2.解除疼痛、监测生命体征。 3.控制输液量及输液速度，预防心力衰竭，持续心电监护，及时发现心律失常。 4.监测电解质情况，备好急救药物及设备。	案例：患者住院期间床旁用力排便后出现气促、大汗淋漓。

续表

名称	风险因素	观察及护理要点	警示案例
扩张性心肌病	猝死。	观察要点： 1. 有无呼吸困难；血压情况。 2. 心电监护有无心律失常。 护理要点： 1. 注意休息、限制活动，保持排便通畅。 2. 严密心电监护，监测生命体征。 3. 严格遵医嘱使用抗心衰、抗心肌重构的药物。 4. 保持情绪稳定，勿剧烈活动，猝死风险。 5. 做好与家属的沟通，告知该并发症风险。 6. 监测电解质情况，保持内环境稳定。	案例：患者在家属陪同下擅自外出就餐，途中发生心脏骤停死亡。
Ⅲ房室传导阻滞、窦性停搏、病态窦房结综合征	晕厥、心脏停搏。	观察要点： 1. 观察心电监护心律、心率情况。 2. 了解有无头晕、晕厥等发生。 护理要点： 1. 卧床休息。 2. 持续心电监护，识别严重的心律失常，立即报告医生，配合处理。 3. 保持静脉通路、备好抗心律失常药物、抢救车、除颤仪。 4. 24小时留陪护，避免单独外出。 5. 一旦发生头晕、黑矇等先兆表现时，立即平卧、以免跌倒受伤。 6. 做好与患者及家属沟通，尽早植入起搏器。	案例：窦性停搏患者，住院期间出现长的P-P间隙，发生意识丧失、抽搐。
急性心肌梗死、主动脉夹层、介入治疗术中及术后	心包填塞。	观察要点： 1. 观察有无突发的胸闷、胸痛、烦躁、面色苍白、大汗等情况。 2. 监测血压、心率。 护理要点： 1. 迅速开放静脉通道，快速输注生理盐水。 2. 高流量吸氧、密切心电监护、采集血标本。 3. 立即报告医生，配合医生做好心包穿刺术。 4. 做好心包引流的护理。	案例：起搏器植入患者，返回病房后6小时突发胸闷、气促、烦躁、血压下降、心率增快，床旁超声示急性心包填塞，予紧急心包穿刺引流，症状缓解。

续表

名称	风险因素	观察及护理要点	警示案例
房颤	脑卒中。	观察要点： 1. 观察生命体征、神志、瞳孔情况。 2. 了解有无头晕、走路不稳、乏力、吐词不清、口角歪斜、肌张力下降、偏瘫等表现。 护理要点： 1. 立即报告医生。 2. 建立静脉通道，准备氧气枕，做好外出头部CT检查的准备。 3. 启动脑卒中流程。	案例：房颤患者住院期间突然出现口角歪斜、吐词不清，经神经内科医生会诊，行急诊头部CT扫描后，考虑发生脑梗死转卒中病房，行溶栓治疗。

药物类

药物名称	药理作用和专科用途	危险因素及注意事项	警示案例
硝普钠 50 mg/支	高血压、心力衰竭治疗。 血管扩张药。	危险因素： 1. 强效扩血管药物，易出现血压过低，应严密监测。 2. 渗透压高，外渗后易造成组织坏死。表现为穿刺部位红、肿、热、痛。 注意事项： 1. 必须从小剂量开始，逐渐增加，严密观察血压情况。 2. 严密观察注射部位皮肤情况。 3. 药物使用时间不宜超过24小时。 4. 需避光、单独静脉通道注射。 5. 出现回血严格规范处理。	案例：用药后，观察不及时，导致患者血压过低。
胺碘酮 150 mg/ 10 mL	三类抗心律失常药物。用于各种类型心律失常。体外电除颤无效的室颤相关心脏停搏的心肺复苏。	危险因素： 1. 遇氯离子容易产生沉淀物。 2. 给药途径：pH值2.5~4.0，局部刺激性大易产生静脉炎。 注意事项： 1 药物配置：仅可应用5%葡萄糖溶液配制。应尽量中心静脉给药，浓度不应超过2 mg/mL。	案例：配制浓度过高、外周静脉给药，导致药物外渗，造成医疗赔偿。 案例：使用生理盐水配制，导致无效治疗。家属质疑疾病预后不佳与药物配置不当有直接关系。

十三、消化内科护理高风险警示

疾病类

名称	风险因素	观察及护理要点	警示案例
消化道大出血	急性周围循环衰竭、失血性休克、窒息。	**观察要点：** 1. 监测指标：①观察生命体征：有无心率加快、脉搏细弱、血压降低、脉压变小。②精神和意识状态：有无精神疲倦、烦躁不安、嗜睡、表情淡漠、意识不清甚至昏迷。③皮肤和甲床色泽、肢体温度、周围静脉(特别是颈静脉)充盈情况。④尿量。⑤观察呕吐物和粪便颜色、性质、量。 2. 周围循环状况的观察：动态观察心率、血压变化；有无烦躁不安、面色苍白、四肢湿冷情况。 3. 出血量的估计。 4. 继续或再次出血的判断。 **护理要点：** 1. 绝对卧床休息，将下肢略抬高。 2. 保持呼吸道通畅，呕吐时头偏向一侧，防止窒息或误吸，必要时用负压吸引器清除分泌物、呕吐物。 3. 迅速建立两条以上静脉通路，尽可能选择粗直的血管留置套管针，开始宜快速输液，积极备血输血。 4. 老年人和心肺功能不全者避免输液、输血过快引起急性肺水肿。 5. 予心理支持，防止患者过度恐惧致喉头痉挛窒息。	案例：因输液量不足导致休克未及时纠正。 案例：患者出现休克未及时报告医生导致医疗纠纷。

续表

名称	风险因素	观察及护理要点	警示案例
肝硬化	上消化道大出血、肝性脑病。	观察要点： 1.早期识别出血征象，密切观察生命体征，有无心率加快、脉搏细弱、血压降低、脉压变小。观察有无头晕、心悸、或呕血、黑便等症状。 2.密切注意肝性脑病的早期征象，如有无冷漠或顽快，理解力和近期记忆力减退，行为异常及扑翼样震颤，观察患者思维及认知的改变，监测生命体征。 护理要点： 1.避免损伤曲张静脉：指导进软食，避免坚硬、粗糙、刺激性食物。 2.避免腹内压骤增，保持大便通畅。 3.减少或避免肝性脑病诱发因素：如感染、消化道出血、大量放腹水、高蛋白饮食、便秘腹泻及使用镇静麻醉药物等。	案例：未观察到患者出现顽快躁动前驱症状，导致自行拔除尿管后尿道出血。 案例：躁动时约束不当导致患者外伤。

药物类

药物名称	药理作用和专科用途	危险因素及注意事项	警示案例
去甲肾上腺素 2 mg/ml	收缩血管。用于消化道止血。	危险因素： 大量使用时可使回心血流量减少，外周血管阻力升高，心排血量减少，后果严重。 注意事项： 1.口服止血：去甲肾上腺素 8 mg/100 mL，频饮。 2.管理要求：瓶签处做好口服标识，防止给药途径错误，落实双人查对。	案例：未严格落实查对制度，口服用药误行静脉滴注，导致患者立即出现头晕、心慌等反应。

续表

药物名称	药理作用和专科用途	危险因素及注意事项	警示案例
凝血酶冻干粉 2000 U/支	1.使纤维蛋白原转化成纤维蛋白，使病灶表面血液很快形成稳定的凝血块，快速止血。 2.口服，用于消化道止血。	**危险因素**： 如误入血管可导致血栓形成、局部坏死危及生命。 **注意事项**： 1.严禁注射。 2.消化道止血：用生理盐水或温开水(不超37 ℃)溶解成每1 mL中含10~100单位的溶液，也可根据出血部位及程度增减浓度、次数。 3.必须直接与创面接触，才能起止血作用。	**案例**：凝血酶静脉滴注，导致全身多处血管血栓形成。

十四、内分泌科护理高风险警示

疾病类

名称	风险因素	观察及护理要点	警示案例
糖尿病酮症酸中毒	休克、急性左心衰。	**观察要点**： 1.有无休克及急性心衰表现。 2.休克表现：烦躁不安、面色苍白、四肢湿冷、脉率>100次/分，周围循环不良表现，血压：收缩压<90 mmHg和(或)脉压差<30 mmHg，尿量减少等。 3.急性左心衰临床表现：①突发呼吸困难，不能平卧；②咳粉红色泡沫痰、肺部湿啰音；③大汗、烦躁、心率加快、心尖部奔马律。 **护理要点**： 1.快速双管补液(无心力衰竭)。 2.小剂量胰岛素持续静脉泵入。 3.输氧、心电监护、监测血糖、血酮电解质、动脉血气，记录24小时出入水量。	**案例**：一例糖尿病酮症酸中毒无心力衰竭患者，因未快速大量补液而出现低血容量性休克。 **案例**：一例糖尿病酮症酸中毒伴心力衰竭患者，快速大量补液后出现急性左心衰竭。

续表

名称	风险因素	观察及护理要点	警示案例
低血糖	纠正低血糖后再次发生低血糖甚至昏迷、无症状性低血糖。	**观察要点：** 低血糖临床表现：头晕、心慌、颤抖、出冷汗、饥饿感等。 **护理要点：** 1. 加强巡视，及时发现无症状性低血糖并报告医生及时处理。 2. 出现头晕、心慌、颤抖、出冷汗、饥饿感等时，立即监测血糖并报告医生，血糖值低于3.9 mmol/L或患者血糖值正常，仅有低血糖表现时，指导其服用15~20克含糖食物(如5~6块饼干，半杯果汁)，若症状未缓解，15分钟内重复给予15~20克含糖食物，直至血糖恢复正常水平或症状缓解。 3. 出现昏迷时，遵医嘱立即推注50%的葡萄糖20~40 mL，再用10%葡萄糖静滴维持直至血糖恢复正常水平。意识恢复后至少监测血糖24~48小时。	**案例：**一例糖尿病患者，低血糖纠正后再次发生低血糖并昏迷未发现，昏迷6小时后呈植物人状态，导致医疗纠纷。

药物类

药物名称	药理作用和专科用途	危险因素及注意事项	警示案例
普通胰岛素400单位/支 胰岛素笔芯300单位/支	降低血糖、促进糖原、脂肪、蛋白质的合成、促进钾离子内流，增加细胞内钾离子浓度。用于糖尿病、高钾血症。	**危险因素：** 1. 药品种类繁多，看似、听似极易混淆。如：甘舒霖与甘舒霖30R、诺和灵30R和诺和灵50R。 2. 各种胰岛素笔芯与胰岛素笔的匹配易混淆：长效笔芯安在短效胰岛素笔内。 3. 普通胰岛素的正确换算：0.1 mL=4 单位。 4. 静脉泵入胰岛素血糖下降速过快导致低血糖或抽搐。 5. 皮下注射胰岛素未一针一用，未更换部位，导致注射部位感染、硬结。 **注意事项：** 1. 双人查对胰岛素笔芯及剂量。 2. 短效或速效胰岛素(餐前)、长效胰岛素(睡前)分开放置。 3. 胰岛素笔与笔芯匹配。 4. 按时监测血糖，询问患者主诉。 5. 胰岛素静脉泵速度：重视患者主诉，根据医嘱及时监测血糖，必要时根据患者具体情况随时监测血糖。 6. 皮下注射胰岛素针头一次性使用，每次更换注射部位，每个注射部位每月注射一次。	案例：护士未仔细核对胰岛素笔芯，错误用药。 案例：因药品放置不规范，护士未落实查对，误将短效胰岛素(餐前)视为长效胰岛素(睡前)为患者注射，导致患者夜间出现低血糖。 案例：患者自带胰岛素笔与笔芯不匹配，注射剂量不准确，导致血糖异常。 案例：普通胰岛素为400 单位一支，静脉使用时常配置30 单位，换算成 mL 时剂量错误，导致剂量过大。 案例：因部分患者对胰岛素敏感，泵入胰岛素过快短时间内可出现抽搐等情况。 案例：注射胰岛素未更换针头和部位，导致皮肤感染出现脓肿。

十五、风湿免疫科护理高风险警示

疾病类

名称	风险因素	观察及护理要点	警示案例
系统性红斑狼疮合并肾功能不全	急性心衰、心脏骤停。	观察要点： 1. 实验室检测：尿液、血液检查，了解尿液成分、尿比重、尿渗透压、血常规、电解质、肾功能、BNP等结果。 2. 夜尿增多、排尿减少、水肿。 3. 生命体征。 护理要点： 1. 卧床休息，抬高下肢。 2. 记录患者出入水量，根据每日尿量指导饮水量。纠正水、电解质和酸碱平衡失调。 3. 遵医嘱准确用药，控制血压、控制感染。 4. 低盐低脂低优质蛋白饮食。	案例：患者食欲差，进食稀饭、牛奶，饮水量未控制，心衰症状加重。
干燥综合征合并血小板减少	消化道出血、颅内出血。	观察要点： 1. 血象检查、骨髓象检查结果。 2. 出血的表现：有无全身皮肤、口腔黏膜有无淤点、紫癜、瘀斑，外伤后不易止血、牙龈出血、鼻出血等。消化道出血，观察大便隐血检查、大便颜色、腹胀、呕吐等。颅内出血，患者出现呕吐，神志障碍，瞳孔散大。女性患者月经量过多。 3. 生命体征、神志、瞳孔。 护理要点： 1. 适当休息。血小板$<20\times10^9/L$时，绝对卧床休息。 2. 避免诱因。避免服用或摄入引起患者出血的食物和药物。保持情绪稳定。控制好血压。 3. 规范操作。尽可能减少，或集中完成有创操作。有创操作后务必落实好止血环节，如抽血、输液。 4. 严密观察患者出血部位、范围及出血量。及时发现新发的皮肤、黏膜出血或内脏出血。 5. 保持大便通畅。	案例：抽血后患者按压抽血部位的方法和时间不规范，出现皮下血肿。

续表

名称	风险因素	观察及护理要点	警示案例
结缔组织病合并肺动脉高压	呼吸衰竭、心脏骤停。	**观察要点：** 1. 右心功能衰竭症状：活动后气促、乏力、头晕、下肢水肿、腹胀、肝区疼痛等。 2. 肺动脉扩张引起机械性压迫症状：声音嘶哑、干咳、咯血。 3. 生命体征。 4. 中心静脉压。 **护理要点：** 1. 急性期卧床休息，避免受凉、感冒。 2. 遵医嘱予氧疗，监测指端SPO_2。SPO_2<90%，抽血查动脉血气。 3. 记录患者出入水量，遵医嘱利尿治疗，监测电解质及肾功能指标。	案例：患者发生上呼吸道感染，未及时就医调整抗风湿的药物，导致感染加重，出现呼吸衰竭、心功能衰竭。

药物类

药物名称	药理作用和专科用途	危险因素及注意事项	警示案例
糖皮质激素	肾上腺皮质激素类药。具有抗炎、抗过敏、抗风湿、免疫抑制作用。专科用于抑制风湿免疫性疾病患者的自身免疫反应，减轻临床症状。	**危险因素：** 1. 糖皮质激素可以诱发或加重感染。 2. 停药反跳现象。 3. 骨质疏松症、伤口愈合迟缓。 **注意事项：** 1. 适当的抗感染治疗。 2. 停药前逐渐减量。 3. 口服用药宜在上午8点-10点服用，与人体分泌节律一致，能更好的达到疗效，尽量减轻不良反应发生。	案例：患者擅自减量、停药，出现反跳现象，病情反复。

续表

药物名称	药理作用和专科用途	危险因素及注意事项	警示案例
环磷酰胺	细胞毒药物，通过选择性抑制T辅助细胞及T细胞毒效应细胞而起作用。专科用于抗风湿、免疫抑制作用，治疗自身免疫性疾病。如：血管炎、类风湿关节炎、系统性红斑狼疮等。	**危险因素：** 1. 不良反应：骨髓抑制、心脏毒性、肝损害、胃肠道反应、皮肤黏膜毒性、脱发、尿路刺激、出血性膀胱炎（常规剂量下发生率较低）。 2. 静脉炎。 **注意事项：** 1. 严格按照医嘱所规定的剂量、时间给药，不能擅自提前或推迟给药。 2. 鼓励患者多饮水，大剂量应用时应水化、利尿，减轻泌尿系刺激。 3. 定期监测血常规、肝肾功能，避免不可逆损害。 4. 保证输液通路通畅，严禁加入其它输液瓶或输液袋中，严禁与其它药物混合，现配现用。 5. 静脉使用时防止药液外渗。	案例：患者未遵医嘱服药，定期复查血常规，发生药物性再障，三系减少，病情危重。

十六、肾病内科护理高风险警示

疾病类

名称	风险因素	观察及护理要点	警示案例
急性左心衰	严重呼吸困难、窒息、休克。	**观察要点：** 1. 观察意识及精神状况、皮肤颜色及温度、生命体征、血氧饱和度、出入量，有无颈静脉怒张。 2. 观察有无咳嗽、咯血、咳粉红色泡沫痰、肺部湿啰音，警惕窒息发生。 **护理要点：** 1. 体位：端坐卧位，双腿下垂、注意保暖。 2. 氧疗：保持呼吸道通畅，高流量或面罩给氧。 3. 建立静脉通路，遵医嘱用药：强心、利尿、扩血管、解痉、镇静。 4. 必要时血液透析治疗。	案例：一位尿毒症维持性血液透析患者大量饮水后晚间突发呼吸困难，考虑急性左心功能衰竭。

续表

名称	风险因素	观察及护理要点	警示案例
高钾血症	心脏骤停、心律失常。	观察要点： 1. 有无感觉异常、刺痛、口舌麻木。 2. 神志：神志淡漠、肌肉软弱无力甚至迟缓性麻痹。 3. 心动过缓、房室传导阻滞或心律失常。 护理要点： 1. 停用含钾的药物，禁食含钾量高的食物。 2. 遵医嘱用药对抗心律失常及降低血钾水平。 3. 透析患者做好透析护理。 4. 一旦发生心律失常，积极协助治疗；并发心跳骤停，立即实施心肺复苏。 5. 肾功能减退或长期使用保钾利尿剂的患者，应限制含钾食物或药物的摄入。 6. 定期监测血钾浓度，以免发生高钾血症。 7. 遵医嘱规律行血液透析治疗。	**案例**：一位维持性血液透析患者1周未行透析治疗入院时出现心跳骤停抢救。
尿毒症脑病	神志障碍、外伤（跌倒坠床、抓伤）、导管脱落、痉挛。	观察要点： 1. 密切观察神志瞳孔、生命体征，有无注意力不集中、性格改变、定向力障碍、幻觉等。 2. 观察有无肢体麻木、下肢疼痛、肌肉震颤、痉挛等情况。 3. 观察患者留置管道情况。 护理要点： 1. 绝对卧床休息，落实防跌倒坠床护理措施。 2. 安全护理，对于精神异常，烦躁不安者，给予专门护理，必要时行保护性约束，防止外伤及导管脱落。 3. 对于癫痫样发作，抽搐者，保持呼吸道通畅，备好压舌板、负压吸引器，防止发生窒息和吸入性肺炎；昏迷患者，必要时行气管插管或气管切开。	**案例**：一位尿毒症脑病患者躁动不安，自行拔出留置针及胃管。

续表

名称	风险因素	观察及护理要点	警示案例
急性肾小球肾炎	高血压脑病、急性肾功能衰竭、充血性心力衰竭。	**观察要点：** 1. 监测生命体征，尤其是血压，注意有无剧烈头痛、恶心呕吐、视物模糊、神志不清、抽搐、呼吸困难、发绀等。 2. 每天监测体重，观察体重变化和水肿部位、分布、程度和消长情况，有无胸腔、腹腔、心包积液的表现。 3. 监测尿量，密切追踪尿常规、GFR、BUN、Scr、血浆白蛋白、电解质等变化。 4. 观察皮肤有无红肿、破损。 **护理要点：** 1. 休息与活动：急性期应休息2~3周，部分患者需卧床休息4~6周，待肉眼血尿消失、水肿消退、血压恢复正常后方可增加活动量。1~2年内应避免重体力活动和劳累。 2. 饮食护理：急性期严格限制水、钠的摄入，以减轻水肿和心脏负担。 3. 遵医嘱给予利尿剂，观察疗效及不良反应，监测尿量和相关检验结果，避免使用肾毒性药物，防止发生急性肾衰竭。 4. 应经常变换体位，加强水肿部位的皮肤护理。	案例：一位15岁的急性肾小球肾炎患者入院时出现恶心、呕吐、烦躁，视物模糊。

续表

名称	风险因素	观察及护理要点	警示案例
肾病综合征	急性肾损伤、感染、血栓、栓塞。	**观察要点：** 1. 观察生命体征，尤其是血压，观察精神状况、恶心、呕吐、腹胀等情况。 2. 每日测量体重，记录 24 小时尿量，必要时监测出入水量，观察身体各部位水肿消长情况，有无胸腔积液、腹水、心包积液、急性左心衰和高血压脑病的表现。 3. 监测实验室结果：电解质、白蛋白、24 小时尿蛋白定量、尿常规、血肌酐和尿素氮等。 **护理要点：** 1. 密切观察尿量、血压、肾功能、电解质，避免发生急性肾损伤，必要时血液透析治疗。 2. 严格无菌操作，定期空气消毒，对白细胞严重低下的患者实行保护性隔离。 3. 严重水肿或高血压时卧床休息，病情缓解后逐渐增加活动量，卧床期间注意肢体主动与被动运动，防止血栓形成。 4. 水肿严重者限制水的摄入，"量出为入"，每天液体入量不应超过前一天 24 h 尿量加上不显性失水量（约 500 mL）。 5. 不擅自更改药物剂量或突然停药，使用抗凝药物严密观察有无出血倾向。 6. 保持皮肤清洁，水肿严重者，经常变换体位，防止压力性损伤。	案例：一位高度水肿的肾病综合征患者在卧床期间未行肢体活动，形成下肢深静脉血栓，增加了患者痛苦和经济负担。

药物类

药物名称	药理作用和专科用途	危险因素及注意事项	警示案例
硝普钠 50 mg/支	高血压、心力衰竭治疗。 血管扩张药。	**危险因素：** 1. 强效扩血管药物，易出现血压过低，应严密监测。 2. 渗透压高，外渗后易造成组织坏死。表现为穿刺部位红、肿、热、痛。 **注意事项：** 1. 必须从小剂量开始，逐渐增加，严密观察血压情况。 2. 严密观察注射部位皮肤情况。 3. 药物使用时间不宜超过 24 小时。 4. 需避光、单独静脉通道注射。 5. 出现回血严格规范处理。	案例：用药后，观察不及时，导致患者血压过低。

续表

药物名称	药理作用和专科用途	危险因素及注意事项	警示案例
蔗糖铁 5 mL 100 mg/支	1.是由非共价结合的蔗糖包围多核心氢氧化铁形成的水溶性复合物。这种大分子的结构避免从肾脏消除，结构比较稳定，在生理条件下释放铁离子。 2.用于缺铁性贫血。	危险因素： 1.罕见过敏反应。 2.金属味、头痛、恶心、呕吐、腹泻、低血压、肝酶升高等。 3.药物外渗。 注意事项： 1.首选给药方式：静脉滴注（为了减少低血压发生和静脉外注射的危险）；本品可不经稀释缓慢静脉注射或直接注射到透析器的静脉端，推荐速度为每分钟 1 mL 本品。 2.1 mL 本品最多只能稀释到 20 mL 0.9%生理盐水中；如临床需要，本品的 0.9%生理盐水稀释液体积可以小于特定的数量，配成较高浓度的本品药液。为保证药液稳定，不允许将药液配成更稀的溶液。 3.药液滴注速度：100 mg 铁至少滴注 15 分钟。 4.谨防药液外渗。 5.若药液外渗，按以下步骤处理： ①外渗后暂缓拔针，注射器回抽针头及局部残留的药液； ②抽取 0.9%生理盐水 10 mL 原静脉通路缓慢注入，稀释局部铁剂，拔除针头； ③局部外用黏多糖软膏，加快铁的清除； ④禁止按摩和热敷。	案例：蔗糖铁输注过程中药物外渗，处理不当导致皮肤坏死，手术切除坏死组织。

续表

药物名称	药理作用和专科用途	危险因素及注意事项	警示案例
糖皮质激素（地塞米松、泼尼松、甲泼尼龙）	1. 属于肾上腺皮质激素类药物，具有抗炎、抗过敏、抗免疫、抗休克、抗内毒素等作用。 2. 用于治疗过敏性及自身免疫性疾病，肾病综合征。	**危险因素：** 1. 不良反应多：感染、胃肠道刺激、库欣症、糖代谢异常、精神异常、肌萎缩、骨质疏松、皮肤紫纹、痤疮、易出血、青光眼、白内障。 2. 易出现停药综合征、"反跳"现象。 **注意事项：** 1. 严格遵医嘱用药，使用原则：起始足量、缓慢减药、长期维持。 2. 指导患者药物的作用与不良反应，不能擅自停药与更改剂量。 3. 口服用药宜在早上8点服用，与人体分泌节律一致，能更好地达到疗效，尽量减轻不良反应发生。	**案例：** 一位长期服用泼尼松的肾病综合征患者因体型变肥胖，擅自减量，导致疾病复发。
注射用环磷酰胺 0.1g/支	1. 细胞毒药物，通过选择性抑制T辅助细胞及T细胞毒效应细胞而起作用。 2. 用于"激素依赖型"或"激素抵抗型"肾病综合征，常与激素合用。	**危险因素：** 1. 不良反应：骨髓抑制、心脏毒性、肝损害、胃肠道反应、皮肤黏膜毒性、脱发、尿路刺激、出血性膀胱炎（常规剂量下发生率较低）。 2. 静脉炎。 **注意事项：** 1. 严格按照医嘱所规定的剂量、时间给药，不能擅自提前或推迟给药。 2. 鼓励患者多饮水，大剂量应用时应水化、利尿。 3. 定期监测血常规、肝肾功能，避免不可逆损害。 4. 保证输液通路通畅，严禁加入其他输液瓶或输液袋中，严禁与其他药物混合，现配现用。 5. 静脉使用时防止药液外渗。	**案例：** 责任护士为当日准备出院的患者输注环磷酰胺时，导致药液外渗、Ⅲ期静脉炎。

十七、血液肿瘤科护理高风险警示

疾病类

名称	风险因素	观察及护理要点	警示案例
肿瘤患者放化疗后	骨髓抑制：感染性休克、出血。	观察要点： 1. 严密观察体温、脉搏、呼吸、血压变化。 2. 观察有无局部感染灶，如肺部呼吸音粗，腹痛、口腔溃疡、肛周脓肿等。 3. 观察有无出血症状，如头痛、视物模糊、牙龈出血、皮肤瘀点瘀斑、血尿、便血等。 4. 动态监测血常规变化。 护理要点： 1. 预防感染，化疗期间避免到人群密集场所，限制探视，外出戴口罩；加强食品安全，避免生冷食物，注意个人卫生，保持口腔会阴的清洁；白细胞低于 1.0×10^9/L 时，及时采取保护性隔离措施。 2. 预防出血，减少活动，避免磕碰，必要时绝对卧床休息，各项穿刺后，延长按压时间，避免局部出血。 3. 遵医嘱使用升白细胞、血小板的药物、抗感染药物。	案例：一位化疗后骨髓抑制患者进食不洁食物出现感染性腹泻后出现休克。 案例：一例化疗后血小板减少患者，剧烈打喷嚏后出现头痛、视物模糊，出现颅内出血。
晚期肺癌	上腔静脉综合征：脑缺氧、脑水肿、急性喉头水肿、呼吸衰竭或者颅内静脉破裂而死亡。	观察要点： 1. 头颈部及上肢有无进行性肿胀，为非凹陷性水肿，肿胀部位皮肤有无潮红发绀； 2. 颈胸部有无颈静脉怒张、胸腹壁静脉有无曲张； 3. 有无咳嗽、胸闷、呼吸困难、进食不畅、声音嘶哑及 Horner 综合征； 4. 有无头痛、耳鸣、视物模糊、晕厥及抽搐情况。 护理要点： 1. 取坐位或半坐卧位休息，持续低流量输氧； 2. 观察患者头颈部肿胀、皮肤发绀、呼吸困难、血氧饱和度及呼吸、意识情况，记录 24 小时出入水量； 3. 避免右上肢测量血压，避免上肢输液，限制总输液量及输注速度； 4. 保持情绪平稳，避免波动	案例：一名晚期肺癌患者合并上腔静脉综合征，护士选择上肢输液加重呼吸衰竭而转入ICU治疗。

续表

名称	风险因素	观察及护理要点	警示案例
血液肿瘤化疗后	肿瘤溶解综合征：心律失常、猝死。	观察要点： 1. 观察患者生化各项指标变化，重点是电解质及血常规结果。 2. 观察患者生命体征变化。 3. 观察患者尿量情况。 4. 观察患者体重变化。 5. 观察患者意识。 6. 观察患者心电图变化，评估有无肌肉无力和感觉异常。 7. 观察有无颈静脉怒张、中心静脉压升高，根据病情调整输液量和速度。 8. 观察胰岛素的副作用。 护理要点： 1. 监测生命体征、出入量、肾功能、电解质。 2. 高血钾的护理，重视神志及生命体征，血钾变化。 3. 高尿酸血症和肾功能不全的护理。 4. 高磷血症和低钙血症的护理。 5. 代谢性酸中毒的护理。	案例：一名白血病患者化疗后出现了肿瘤溶解综合症、肾功能不全、高钾血症导致心跳骤停。
消化道肿瘤	恶性肠梗阻：水、电解质、酸碱平衡紊乱、休克。	观察要点： 1. 观察有无恶心呕吐腹痛腹胀的临床表现以及排便排气的情况。 2. 检查腹部体征，记录出入水量，监测水电解质酸碱的变化。 3. 观察生命体征变化。 护理要点： 1. 禁食禁饮。 2. 留置胃管排气减压，观察引流液的量和性质。 3. 遵医嘱予以灌肠，注意灌肠液的温度及灌注速度，灌肠后排便情况。 4. 遵医嘱予以补液、止呕、止痛、抗分泌药物治疗和胃肠外营养。	案例：一例结肠癌患者出现腹痛、腹胀，肛门停止排便排气等肠梗阻症状，未及时予以禁食禁饮，胃肠减压，监测水电电解质酸碱的变化，患者出现了水电解质紊乱、休克症状。

续表

名称	风险因素	观察及护理要点	警示案例
宫颈癌局部晚期	肿瘤侵蚀宫颈大血管，引起大量阴道出血，失血性休克。	**观察要点：** 1. 观察意识与表情，生命体征变化。 2. 观察尿量。 3. 观察皮肤色泽、温度、湿度。 4. 观察出血量、颜色。 **护理要点：** 1. 迅速建立静脉通路，补充血容量。 2. 根据补液原则遵医嘱补液。 3. 及时完善配血、输血。 4. 根据病情采取合适体位。 5. 给予吸氧。 6. 保持情绪稳定，消除患者紧张、恐惧感。 7. 留置尿管，准确记录尿量。 8. 保持外阴清洁，积极预防感染。同时注意阴道出血量。	案例：一例宫颈癌患者宫颈大出血，阴道填塞后仍出血不止，导致出血性休克。
晚期肿瘤	自杀倾向。	**观察要点：** 1. 情绪与行为情绪抑郁、低落、有绝望感，常常哭泣，焦躁不安，沉默寡言，回避与他人接触，拒绝一切治疗。 2. 躯体状况疲劳，体重减轻、食欲不好、失眠甚至出走、自伤等。 3. 言语有自杀意念的人会间接委婉的说出来，或谨慎的暗示周围人有想死的念头，或在日记、信件、邮件流露出来。 **护理要点：** 1. 加强巡视，了解患者心理状况，对有自杀倾向的患者给予心理疏导。 2. 及时报告，科室进行重点交接班，并做好护理记录。 3. 及时与家属沟通，密切观察患者心理状态及情绪变化，减少不良刺激，家属24小时陪伴。 4. 检查室内环境及用物，清除不安全的器具及药品，必要时对患者给予针对性约束。	案例：口腔癌放、化疗后复发患者，离异，患者情绪低落，进食困难，经济困难，夜间起夜多次，护士及子女未引起重视，后在凌晨自行离开医院自杀身亡。

续表

名称	风险因素	观察及护理要点	警示案例
全血细胞减少	出血、感染。	**观察要点：** 1. 出血的部位、范围和出血量：①皮肤有无瘀点瘀斑；②鼻腔黏膜与牙龈有无出血；③有无伤口渗血；④关节有无肿胀；⑤有无脑膜刺激征及意识变化。 2. 出血发展或消退情况。 3. 体温。 4. 口腔黏膜、牙龈、咽峡、呼吸道、外阴、肛周等部位有无炎症、溃疡、坏死或脓肿。 5. 血常规、凝血、CRP 等实验室检查结果。 **护理要点：** 1. 血小板 $<50\times10^9$/L 减少活动，血小板 $<20\times10^9$/L 绝对卧床休息；粒细胞 $\leq0.5\times10^9$/L 应采取保护性隔离，减少探视。 2. 用软毛牙刷刷牙，勿用力擤鼻，避免外伤；加强口腔、皮肤、肛门及外阴的清洁卫生。 3. 禁食过硬、粗糙食物，保持大便通畅。 4. 发热患者及时给予物理或药物降温，摄入足够的水分。 5. 血小板减少患者注射或穿刺部位交替使用，适当延长按压时间，出现颅内出血积极配合抢救。	**案例：**一例血小板减少患者突然头痛、视力模糊、呼吸急促、喷射性呕吐、意识改变，出现颅内出血。 **案例：**一例白细胞减少、粒细胞缺乏的患者出现脓毒血症。
弥散性血管内凝血（DIC）	出血、休克。	**观察要点：** 1. 出血部位、范围及严重程度。 2. 实验室检测结果：血小板、血浆纤维蛋白原、凝血等。 3. 24小时出入量、生命体征、神志。 4. 皮肤颜色、温湿度。有无皮肤、黏膜及重要器官栓塞症状和体征。 **护理要点：** 1. 绝对卧床休息，休克取中凹位，呼吸困难取半坐卧位。 2. 保暖。 3. 迅速建立两条静脉通路，遵医嘱用药。 4. 保持情绪平稳，避免波动。	**案例：**一例急性早幼粒细胞白血病患者全身大面积瘀点瘀斑、解黑便伴休克，发生 DIC。

药物类

药物名称	药理作用和专科用途	危险因素及注意事项	警示案例
氟尿嘧啶注射液 10 mL 0.25 g/支	细胞毒性药物。主要用于消化道肿瘤治疗。	**危险因素：** 1.持续静脉给药易发生静脉炎。 2.常见不良反应有黏膜炎、骨髓抑制、手足综合征。 **注意事项：** 建议中心静脉给药。与四氢叶酸合用时，先用四氢叶酸再用氟尿嘧啶以减轻毒副反应增加其疗效。治疗前后要检查血常规、肝功能。化疗期间保持口腔的清洁，漱口液漱口，避免口腔黏膜炎的发生。	案例：患者外周静脉持续输注氟尿嘧啶后出现外周血管发红、疼痛、条索样改变。
奥沙利铂 40 mg/支 50 mg/支 100 mg/支	细胞毒性药物。主要用于结直肠癌治疗。	**危险因素：** 1.与碱性溶液或氯化钠溶液之间存在配伍禁忌。 2.给药外渗易导致组织坏死。 3.神经系统累积毒性反应，可导致外周感觉神经病变，低温可致喉痉挛。 4.骨髓抑制反应。 **注意事项：** 溶于5%葡萄糖注射液，禁用碱性溶液或氯化钠溶液，稀释后在2~6小时内输完。建议中心静脉给药，确保在血管内，防外渗，出现外渗，禁冷敷。注意保暖，不得进食冰冷食物。	案例：外周静脉给药，导致药物外渗，造成医疗赔偿。
长春瑞滨 1 mL 10g/支	细胞毒性药物。主要用于非小细胞肺癌治疗。	**危险因素：** 该药物属于发疱剂，进外周静脉输注可导致静脉炎，外渗可引起组织坏死。用碱性药物稀释可引起沉淀。 **注意事项：** 建议中心静脉给药，溶于0.9%氯化钠注射液短时间内输注，滴注后使用0.9%氯化钠冲洗。	案例：长春瑞滨经外周静脉输注后，出现血栓性静脉炎及局部组织坏死。

续表

药物名称	药理作用和专科用途	危险因素及注意事项	警示案例
紫杉醇酯质体 30 mg/支	细胞毒性药物。主要用于卵巢癌化疗。	**危险因素：** 1. 易发生过敏反应，表现为皮疹、呼吸困难、低血压及心动过速，静脉滴注给药前给予预处理。 2. 该药属于发疱剂，给药外渗易导致组织坏死。 3. 骨髓抑制反应。 **注意事项：** 1. 给药前了解患者对化疗药的反应及过敏史、酒精过敏者禁用。 2. 过敏反应多数为Ⅰ型变态反应，大多发生在用药10分钟以内。 3. 输液时间大于3小时，用药期间严密观察生命体征。 4. 首次使用紫杉醇酯质体应有医生在场，给予持续心电监测，血压监测15分钟一次×4次，30分钟一次×4次。 5. 只能用5%葡萄糖注射液溶解和稀释，必须使用聚乙烯类输液器，禁用PVC输液装置。 6. 中心静脉给药，确保在血管内，防外渗。	**案例：**紫杉醇酯质体输注5分钟后出现过敏性休克，经积极抢救后好转。
注射用顺铂 10 mg/支 20 mg/支 30 mg/支	细胞毒性药物。本品适用于多种实体瘤的治疗，可单药应用或与其他药物联用，还可作为放疗增敏剂，与放疗联用。	**危险因素：** 1. 大剂量顺铂输注时易产生静脉炎，局部组织刺激性反应。 2. 单次中、大剂量用药可出现轻微可逆的肾功能障碍，出现血尿。 3. 输液须现配现用，24小时内完成。 **注意事项：** 1. 选择中心静脉给药，确保在血管内，防外渗。 2. 患者多饮水，使用药物前应充分水化，保证尿量每日2000~3000 mL。 3. 治疗过程中应监测血钾、血镁变化，保持水电解质平衡。	**案例：**大剂量顺铂输注后，输注液体量不足，患者饮水过少，未充分水化治疗出现血尿，患者及家属投诉。

续表

药物名称	药理作用和专科用途	危险因素及注意事项	警示案例
盐酸吗啡片 5 mg/片、10 mg/片、20 mg/片、30 mg/片	强效镇痛药,适用于其他镇痛药无效的急性疼痛,如严重创伤、战伤、烧伤及晚期癌症等疼痛。心肌梗死而血压正常者,可使患者镇静,减轻心脏负担。	**危险因素:** 1. 连用3~5天可产生耐药性,1周以上可成瘾,须慎用,对于晚期中、重度疼痛患者,如治疗适当,少见依赖及成瘾现象。 2. 服药过量可能发生呼吸抑制,阿片类药物中毒反应。 3. 可出现恶心呕吐、嗜睡眩晕、便秘、排便困难等反应。 **注意事项:** 1. 本品为国家特殊管理的麻醉药品,遵守管理条例,医院和病区贮存均需加锁。 2. 使用该药处方量不应超过3日常用量,药房处方留存2年备查。 3. 未明确诊断的疼痛,尽可能不用本药,以免掩盖病情,贻误诊断。	**案例:**服药过量,患者出现呼吸浅慢、嗜睡、针尖样瞳孔等阿片类药物中毒反应,引起纠纷。
盐酸羟考酮缓释片 5 mg/片、10 mg/片、20 mg/片、40 mg/片	强效镇痛药,缓解持续的中度到重度的疼痛。	**危险因素:** 1. 服药过量可能发生呼吸抑制、嗜睡、昏迷等阿片类药物中毒反应。 2. 易出现便秘,继发肠梗阻。 **注意事项:** 1. 甲状腺功能低下、肾功能低下的患者应减量服用,否则易致服药过量。 2. 缺氧性呼吸抑制、肺心病、麻痹性肠梗阻的患者不宜服用,如服用过程中出现或怀疑出现应立即停药。 3. 羟考酮发放严格遵守毒麻药品管理规定,双人双锁管理,护理人员按时按需遵医嘱合理给药,注意观察用药反应。	**案例:**肾功能不全患者未减量服药,患者出现呼吸抑制、嗜睡、针尖样瞳孔等阿片类药物中毒反应,转入ICU治疗。 **案例:**使用羟考酮过程中患者出现便秘,未予以加用缓泻剂,患者持续便秘后,出现肠梗阻需外科手术治疗。

续表

药物名称	药理作用和专科用途	危险因素及注意事项	警示案例
甲氨蝶呤注射液 10 mL 1g/支 或 2 mL 50mg/支	竞争性抑制叶酸还原酶。用于抗肿瘤化疗。	**危险因素：** 1. 甲氨蝶呤可以引起显著的骨髓抑制、贫血、再生障碍性贫血、白细胞减少、中性粒细胞减少、血小板减少和出血。 2. 药物外渗会导致局部组织坏死。 **注意事项：** 1. 使用期间需密切观察肾功能，给予足够的水化、碱化。 2. 测定甲氨蝶呤血清浓度，于用药0小时、12小时、24小时、48小时、72小时抽血监测药物浓度。 3. 监测尿pH值，<7或>9需报告医生。 4. 患者应该避免无防护下过度的接受阳光或太阳灯的照射。 5. 垃圾归类为细胞毒性废弃物。 6. 10 mL：1000 mg规格的甲氨蝶呤注射液为高渗溶液，禁用于鞘内注射。 7. 首选中心静脉给药，防外渗。 8. 常规同时使用解毒剂亚叶酸钙。	案例：使用留置针输注甲氨蝶呤外渗导致局部组织坏死。
利妥昔单抗注射液 10 mL 100mg/支 或 50 mL 500mg/支	一种单克隆抗体。用于复发或耐药的滤泡性中央型淋巴瘤的治疗，CD20阳性弥漫大B细胞性非霍奇金淋巴瘤与标准CHOP化疗8个周期联合治疗。	**危险因素：** 1. 第一次滴注开始的第1~2小时内易出现输液相关不良反应。 2. 易发生过敏反应。 **注意事项：** 1. 开始滴注前30到60分钟应使用止痛剂(例如扑热息痛)和抗组胺药(例如苯海拉明)，如果所使用的治疗方案不包括皮质激素，还应该预先使用皮质激素。 2. 使用过程中全程心电监护。 3. 初次滴注，起始滴注速度为50 mg/h；最初60分钟过后，每30分钟增加50 mg/h，直至最大速度400 mg/h。 4. 非首次使用患者开始速度可为100 mg/h，每30分钟增加100 mg/h，直至最大速度400 mg/h。	案例：首次使用利妥昔单抗患者发生过敏反应。

续表

药物名称	药理作用和专科用途	危险因素及注意事项	警示案例
注射用重组人白介素-2（Ⅰ）注射液 50万U/支	1.用于肝癌、直肠癌、肺癌等恶性肿瘤的治疗。用于癌性胸腹水的控制。 2.用于晚期恶性肿瘤患者。	**危险因素：** 滴速过快，可导致发热、寒战等不良反应，一般是一过性发热38℃左右。 **注意事项：** 1.本品加无菌生理盐水500毫升溶解，溶解后为透明液体，如遇有浑浊、沉淀等现象，可宜使用。 2.药瓶开启后，应一次性使用完，不得多次使用。 3.滴注时间不少于4小时；每天1次，15~20天为一疗程。 4.密切观察有无发热、寒战等不良反应； 5.向患者交待，不可自行调节滴数。	**案例：** 按医嘱使用该药，患者自行调节滴速，出现发热、寒战等不良反应。

十八、感染科护理高风险警示

疾病类

名称	风险因素	观察及护理要点	警示案例
肝衰竭	肝性脑病。	**观察要点：** 1.患者神志的变化，观察患者性格和行为、意识和神志、神经精神症状。 2.有无肝性脑病早期征象。 **护理要点：** 1.密切观察患者的神经症状改变，早期发现。 2.观察患者昏迷程度，定时观察生命体征、瞳孔大小。 3.保持呼吸道通畅。 4.加用床栏保护，防治坠床等意外的发生。 5.减少或避免肝性脑病诱发因素：如感染、消化道出血、大量放腹水、高蛋白饮食、便秘腹泻及使用镇静麻醉药物等。	**案例：** 患者出现前驱期未观察到导致患者病情延误。 **案例：** 患者出现肝性脑病精神症状，自行拔出深静脉置管导致大出血休克。

续表

名称	风险因素	观察及护理要点	警示案例
艾滋病	自杀	观察要点： 1.患者及家属对疾病的认识、心理状况。 2.是否规律行抗艾滋病治疗。 3.情绪抑郁、沉默寡言，回避与他人接触，不配合治疗。 4.交代后事，暗示周围人有想死念头、或在日记、信件等流露出来。 护理要点： 1.了解患者心理状况。对有自杀倾向的患者给予心理疏导，开导、安慰、关心和鼓励患者。 2.加强巡视，及时报告，科室进行重点交接班，并做好护理记录。 3.及时与家属沟通，密切观察患者心理状态及情绪变化，减少不良刺激，家属24小时陪伴。 4.检查室内环境及用物，清除不安全的器具及药品，必要时对患者给予针对性约束。 5.提高用药的依从性，嘱其终身抗病毒治疗。	**案例**：确诊艾滋病患者，心理承受不了打击，发生自杀行为。
脓毒症	脓毒性休克	观察要点： 1.观察精神、神志状态，意识的改变、皮肤色泽及肢端温度。 2.观察生命体征的变化。 3.观察患者尿量情况，记录出入水量。 护理要点： 1.建立有效的静脉通道，进行液体复苏，纠正休克、酸中毒。尽早建立中心静脉通路。 2.给予氧气吸入，必要时给予呼吸机辅助呼吸。 3.留置尿管，准确记录尿量。 4.尽早根据医嘱使用抗菌药物。 5.监测神志、生命体征等的变化，观察休克改善的情况。	**案例**：患者脓毒症收入院，病情急速发展为脓毒性休克，转ICU抢救治疗。

药物类

药物名称	药理作用和专科用途	危险因素及注意事项	警示案例
注射用两性霉素B胆固醇硫酸酯复合物 50 mg	抗真菌药物，用于深部真菌感染的患者。	危险因素： 1. 药物配置不当产生沉淀。 2. 输注速度控制不当，出现发热、寒颤、全身疼痛等反应。 注意事项： 1. 配制药物时先用无菌注射用水 10 mL 注入（需在3秒内迅速注入）药物 50 mg 安瓿瓶，轻轻揉搓待药物溶解，切记不可摇晃，再注入5%葡萄糖溶液稀释，不可使用生理盐水。 2. 开始滴注前30分钟静脉注射地塞米松，用5%葡萄糖注射液冲管，禁止使用生理盐水冲管，使用普通输液器单独进行输注。 3. 配置后的溶液不可冷冻，24 h 内使用。 4. 输注药液使用输液泵，首次输注时间必需>8 h。输液过程中密切观察，如出现高烧、寒战剧烈，先停药，等患者症状缓解后隔半小时再以比原先慢的滴速重新用药。	案例：配置药物时使用生理盐水溶解，配制的药液内出现沉淀，导致药物浪费。 案例：因未严格控制输注速度，导致患者出现寒战、发热、全身疼痛等反应。
艾博韦泰 160 mg	为人类免疫缺陷病毒（HIV-1）融合抑制剂，用于HIV病毒感染患者。	危险因素： 1. 不规范配制药液影响药物性状。 2. 输注速度控制不当出现输注反应。 注意事项： 1. 药物配置严格按说明书执行，每瓶药物（160 mg）加入5%碳酸氢钠 1.2 mL，漩涡振荡5分钟使其溶解，严禁手动剧烈振摇，溶解后加入6 mL 生理盐水，摇匀。抽取 320 mg 药物加入生理盐水 76 mL 中备用。 2. 药物溶解后应为无色透明溶液，如有混浊、沉淀、异物，均不可使用。 3. 药物配置后30分钟内必须输注，不得冷藏，一次滴注完毕，不得分次使用，输注时间控制在45±8分钟内完成。 4. 药物贮存应避光，密封，冰冻保存。	警示：配药过程中未严格按照本品专用配制方法，导致药物出现浑浊，造成经济损失。 警示：药物输注速度过快，患者不能耐受出现休克。

十九、儿科护理高风险警示

疾病类

名称	风险因素	观察及护理要点	警示案例
ITP	颅内出血、内脏出血。	**观察要点：** 1. 注意出血情况。血小板减少时会引起消化道出血、鼻出血、口腔出血及颅内出血等。 2. 神志瞳孔及血压情况。 3. 观察皮下出血情况及感染情况。 **护理要点：** 1. 有消化道出血急性期予以禁食或流食。 2. 注意休息：患者应卧床休息，避免剧烈活动及创伤引起出血。 3. 避免便秘咳嗽等需要用力的方式，防止引发脑出血。	**案例**：一例ITP患儿频繁呕吐，头部CT检查颅内出血。
糖尿病	糖尿病酮症酸中毒。	**观察要点：** 1. 患者食欲不振、出现疲乏软弱，极度口渴，厌食，恶心，呕吐。 2. 呼吸增快深大，呼气时有酮味（烂苹果样气味）。 3. 严重脱水，尿量减少，皮肤干燥无弹性，眼球下陷。 4. 严重时可出现休克。 **护理要点：** 1. 绝对卧床休息。 2. 快速建立静脉通路，纠正水、电解质及酸碱平衡失调，纠正酮症症状。 3. 遵医嘱运用正规胰岛素。做好血糖监测。 4. 昏迷时禁食。	**案例**：小儿糖尿病患者未遵循饮食要求，长期饮食不规律且常常偷偷过量吃高糖食物，家属未能监督降糖药物按要求口服，继而出现休克。
	低血糖。	**观察要点：** 1. 患者出现心慌，大汗，四肢无力，意识障碍。 **护理要点：** 1. 饮食护理：患者出现低血糖应该尽快纠正，可进食葡萄糖水、糖块、高糖碳水化合物。 2. 密切监测血糖，出现低血糖，进食15分钟后测血糖若未恢复正常，则需要继续进食，保证糖尿病患者血糖3.9 mmol/L以上，非糖尿病患者血糖2.8 mmol/L以上。	**案例**：发生低血糖后未及时处理，会出现出汗、饥饿、心慌、颤抖、面色苍白，严重的出现昏迷。

续表

名称	风险因素	观察及护理要点	警示案例
小儿重症肺炎合并先天性心脏病	心肌炎、心包炎、心力衰竭。	观察要点： 1.生命体征、面色、神志、呼吸、血氧饱和度的变化。 2.注意呼吸的频率、节律、深浅度，观察有无喘鸣、发绀、三四征。 3.心力衰竭临床表现（①突发呼吸困难，不能平卧；②咳粉红色泡沫痰、肺部湿啰音；③大汗、烦躁、哭声低弱、心率增快、心尖部奔马律）。 护理要点： 1.绝对卧床休息，婴幼儿取斜坡卧位，抬高床头20°~30°，年长儿取半坐卧位，保持安静，减轻心脏负荷。 2.予以输液泵输入液体(3~5 mL/kg)，控制输液速度。 3.左心衰的处理：高流量酒精(20%~30%)湿化给氧，解痉、镇静、强心、利尿、扩血管，使用洋地黄药物，注意：测心率1分钟，如婴儿心率<110次/分，幼儿<100次/分、学龄前儿童<80次/分，学龄儿童<70次/分或较前减少20次/分，应暂停给药。	案例：一例重症肺炎合并先心病患儿在入院治疗时已发生心力衰竭，未发现。 案例：一例重症肺炎合并先心病患儿在输液时未控制输液速度诱发心力衰竭。
小儿急腹症	消化道梗阻、出血、穿孔、炎症、腹部脏器损伤。	观察要点： 1.生命体征、神志、瞳孔、面色、血压、末梢循环等变化。 2.腹痛、腹胀、腹肌紧张、呕吐、腹泻（呕吐物和排泄物性状、颜色）。 3.休克征象：面色苍白、皮肤淤血花斑、四肢湿冷、精神烦躁和萎靡、呼吸急促或发绀、血压降低、脉压减少、尿量减少。 护理要点： 1.卧床休息，头胸部抬高10°~20°，下肢抬高20°~30°。 2.建立有效的静脉通道，液体复苏，纠正休克、酸中毒。 3.禁食、禁水、禁灌肠及禁止痛。 4.准确记录出入水量，注意尿量情况。 5.做好术前准备。	案例：一例外伤患儿在保守治疗期间出现脏器破裂，导致失血性休克未及时发现。 案例：一例肠梗阻患儿保守治疗期间出现肠穿孔未及时发现。

续表

名称	风险因素	观察及护理要点	警示案例
小儿急性颅高压	癫痫持续状态、颅内出血、脑水肿、颅内肿瘤、脑外伤。	**观察要点：** 脑疝先兆症状：呼吸深慢、血压增高、脉搏缓慢。 **护理要点：** 1. 绝对卧床，床头宜抬高15°～30°，头处于正中位。 2. 吸氧。 3. 保持呼吸道通畅。 4. 遵医嘱予以脱水、利尿剂，控制液体总量摄入，保护血管，防止液体外渗。 5. 使用冰枕和冰帽保持头部低温。 6. 准确记录出入量，注意尿量情况。	**案例：**一例抽搐患儿神志，呼吸、血压改变未及时发现，出现脑疝。 **案例：**一例脑外伤患儿保守治疗期间，未及时发现脑出血征象。
新生儿重症肺炎	急性心衰、气胸或纵隔气肿；呼吸道损伤导致分泌物增多，出现咳痰、咯血、呼吸困难等；咳嗽反射功能不良及无力排痰，出现呛奶误吸。	**观察要点：** 1. 急性左心衰临床表现：①突发呼吸困难；②心率加快，短时间肝脏增大。 2. 气胸或合并纵隔气肿：①突然气促、呼吸困难。②青紫明显加重。 3. 观察患儿呼吸频率、深度、发绀、意识障碍情况。 **护理要点：** 1. 及时有效清除呼吸道分泌物。 2. 遵医嘱给予雾化吸入，舒张支气管。 3. 合理用药，改善呼吸功能；重症并发呼吸衰竭者，给予正压通气。 4. 减少搬动和刺激，抬高床头15°～30°。 5. 急性心衰处理：吸氧、镇静、强心、利尿。 6. 注意胃管深度、鼻饲时间、量及患儿消化情况。	**案例：**患儿呼吸困难加剧，考虑气胸或纵隔气肿。 **案例：**患儿短时间内液体输入过多，诱发急性心衰。 **案例：**一例重症肺炎患儿住院期间，护士鼻饲时未查看胃管深度，导致呛奶误吸。
新生儿黄疸	核黄疸、溶血。	**观察要点：** 1. 核黄疸早期表现：拒食、嗜睡、肌张力减退等。 2. 溶血表现：黄疸、贫血、肝脾肿大等。 **护理要点：** 1. 光疗护理。 2. 遵医嘱给予肝酶诱导剂或静脉输入血浆、白蛋白，减少游离胆红素通过血-脑屏障。 3. 如有换血指征，做好换血前准备。 4. 对于G-6p-D缺乏者忌食蚕豆及其制品，衣物保管时切勿放樟脑丸，并注意药物选用，以免诱发溶血。	**案例：**护士为重度高胆红素血症患儿行基础护理后未及时开启蓝光治疗仪，患儿有嗜睡、肌张力降低等症状，出现了核黄疸。

续表

名称	风险因素	观察及护理要点	警示案例
早产儿	新生儿呼吸窘迫综合征、NEC。	观察要点： 1.新生儿呼吸窘迫综合征：是否出现进行性呼吸困难、发绀、呼气性呻吟、吸气三凹征及呼吸衰竭的表现。 2.NEC：观察腹部皮肤颜色、张力、腹围、肠鸣音；呕吐次数、呕吐物性状及量；大便次数、性状及量；引流物的颜色、量及性状，有无反复呼吸暂停、休克等感染性中毒症状的表现。 护理要点： 1.保持头部处于鼻吸气的位置，保持呼吸道通畅，防止误吸。 2.遵医嘱选择合适的给氧方式，尽早予以辅助呼吸，选择合适的鼻塞或鼻罩，防止鼻黏膜、鼻中隔受损。气管插管妥善固定，严格交接班。 3.肺表面活性物质的用药护理。 4.合理喂养，保持留置胃管通畅，固定妥善。加强病情观察，每班测量腹围，观察并记录腹胀的缓解情况，记录大便、呕吐物、胃内残留物及引流液的性状、量。 5.加强口腔护理。 6.注意保暖及体温的监测。	案例：患儿呼吸增快，血氧饱和度不稳定未引起重视，致使患儿呼吸困难进行性加重，发绀，发生了新生儿呼吸窘迫综合征。 案例：患儿食奶后腹胀、呕吐观察不到位，未及时处理，致使患儿全腹膨胀，肠鸣音减弱。
新生儿持续肺动脉高压	肺动脉压力增高。	观察要点： 1.肺动脉压力增高具有以下体征：①肺动脉收缩期喷射性杂音；②单一响亮的第二心音；③左下胸骨边界即可见或可触及右心室搏动；④肺部可闻及柔软的收缩期杂音。 2.呼吸及血氧饱和度的情况，右上肢与下肢的经皮血氧饱和度差值在5%~10%或以上。 护理要点： 1.保持呼吸道通畅。 2.NO吸入护理。 3.机械通气患儿呼吸道护理，及时纠正酸中毒。 4.加强皮肤护理，防止压力性损伤。	案例：患儿血氧饱和度下降频繁，未引起重视，出现严重的低氧血症，考虑肺动脉高压所致。

药物类

药物名称	药理作用和专科用途	危险因素及注意事项	警示案例
地西泮注射液 2 mL 10mg/支	可用于抗癫痫和抗惊厥；静脉注射为治疗癫痫持续状态的首选药，对破伤风轻度阵发性惊厥也有效。静注可用于全麻的诱导和麻醉前给药。	**危险因素：** 1. 静脉注射时易发生静脉血栓或静脉炎。 2. 静注速度过快给药可导致呼吸暂停、低血压、心动过缓或心跳停止。 3. 长期连续用药可产生依赖性和成瘾性，停药可能发生撤药症状，表现为激动或忧郁。 4. 本品可透过胎盘屏障，在妊娠初期3个月内，有增加胎儿致畸风险。 **注意事项：** 1. 静脉推注时速度应缓慢，每分钟2~5 mg。长期使用，停药前应逐渐减量，不要骤然停止。 2. 新生儿慎用及孕妇慎用。	**案例：** 静脉推注地西泮注射液速度过快导致呼吸抑制，患者呼吸心跳骤停，造成医疗赔偿。
雾化药吸入用半胱氨酸	可以使黏蛋白中的双硫键断裂、降低痰液的黏稠度，使痰液更容易的咳出。痰液稀释剂，用于治疗浓稠黏液分泌物过多的呼吸道疾病。	**危险因素：** 1. 全身用药时偶然出现荨麻疹和罕见的支气管痉挛等不良反应。 2. 喷雾药液对鼻咽和胃肠道有刺激，可出现口腔炎、恶心和呕吐的情况。 3. 用喷雾剂方式治疗时，可液化支气管内的分泌物，并刺激分泌物量增加，警惕出现痰液堵塞呼吸道情况。 **注意事项：** 1. 给药途径为雾化吸入，严禁静脉、肌注、皮下给药。 2. 由于本品与橡胶、铁、铜等发生反应，所以本品做喷雾吸入治疗时，应采用塑胶和玻璃制喷雾器。	**案例：** 护士未严格执行三查八对，将配置好的雾化药当做静脉药注射，导致患儿出现呼吸困难、面色潮红等严重不良反应。

续表

药物名称	药理作用和专科用途	危险因素及注意事项	警示案例
肺表面活性物质（PS）： 1.牛肺表面活性物质 70 mg/支 2.猪肺凝脂注射液 1.5 mL 120 mg/支	降低肺泡气-液界面表面张力，防止肺泡萎陷。用于治疗和预防新生儿呼吸窘迫综合征。	危险因素： 1.给药过程中一过性气道阻塞可有短暂的血氧下降和心率、血压波动。 2.用药后肺循环和压力下降，可能出现开放性动脉导管。 注意事项： 1.剂量：牛肺表面活性物质 70~100 mg/kg；猪肺凝脂注射液 100~200 mg/kg。 2.非特殊需要，用药后 2 小时内勿吸痰。 3.用药后密切观察，如有呼吸暂停、心动过缓、青紫、氧饱和度下降，立即用复苏囊加压给氧。	案例：肺表面物质使用前，吸引不到位，用药后 1 小时，急需吸痰，药物吸收不完全，造成药物浪费。
硫酸镁注射液 10 mL 2.5 g/支	能直接舒张周围血管平滑肌，抑制儿茶酚胺释放，阻断交感神经节冲动传递，使血管扩张、血压下降。用于肺动脉高压、低镁血症、顽固性低钙血症等。	危险因素： 1.剂量过大或输注过速可致低血压。 2.剂量过大可致高镁血症。 3.不能与氨基苷类、肌松剂同用，以免导致呼吸机麻痹。 4.避免与镇静剂同用，以免出现呼吸中枢抑制。 注意事项： 1.静脉注射，首剂 200 mg/kg，20~30 min 泵入；维持：20~50 mg/(kg·h)。 2.早产儿勿用肌注。 3.肾功能不全患儿慎用。 4.定时监测血气、血镁、血钙。	案例：患儿在使用硫酸镁的过程中，由于剂量过大，造成低血压的表现。

续表

药物名称	药理作用和专科用途	危险因素及注意事项	警示案例
葡萄糖酸钙注射液 10 mL 1 g/支	钙离子维持心肌正常收缩、神经肌肉正常应激性、大脑皮质的正常抑制过程，增加毛细血管致密度，降低其通透性，具有抗过敏作用。用于补充生理需要、慢性缺钙、低钙惊厥、过敏性疾病等。	危险因素： 1. 给药外渗易导致组织坏死，应避免头皮静脉输注。 2. 剂量过大可致高钙血症。 3. 输注过快可致心动过缓、低血压，甚至心脏停止。 注意事项： 1. 与大部分药品有配伍禁忌，只能与NS、GS、全静脉营养液(脂肪乳除外)混合输注。 2. 静脉给药时需重新穿刺，并注意观察防止局部渗漏。 3. 静脉推注时监测心率。	案例：患儿静脉补钙后，局部皮下组织出现硬结。
苯巴比妥钠注射液 1 mL 0.1 g	长效巴比妥类，主要作用系阻断脑干网状结构上行激活系统，口服或注射其钠盐均易被吸收，可分布于各组织与体液，进入脑组织慢，静注约15分钟才起效，具有镇静、催眠、抗惊厥作用，还有增强解热、镇痛药作用及用于麻醉前给药。	危险因素： 1. 如果大剂量的应用时，可能会出现眼球震颤，共济失调。 2. 久用可产生依赖性，突然停药易引起兴奋、焦虑、震颤，甚至惊厥。 3. 癫痫患儿长期应用突然停药后可引起严重戒断症状，如兴奋、焦虑，甚至发生惊厥或癫痫持续状态。 4. 久用易出现药物蓄积中毒，可有发绀、潮式呼吸，持久的呼吸抑制和缺氧还可引起循环障碍以致休克。 5. 少数可出现皮疹、药物热、剥脱性皮炎等变态反应性疾病，以及运动系统功能障碍、中毒性肝炎、黄疸。 注意事项： 1. 肺气肿、支气管哮喘、颅脑呼吸中枢损伤、肝肾功能不良者应禁用。 2. 新生儿惊厥可静注，速率每分钟 0.5 mg/kg。 3. 血紫质病忌用。 4. 本药可诱导肝微粒体酶。与肝药酶抑制剂或单胺氧化酶抑制剂合用能减慢本品代谢，使作用增强。	案例：癫痫患儿长期肌内注射苯巴比妥钠，突然停药后出现癫痫持续状态。 案例：患儿检查前使用苯巴比妥钠镇静，剂量过大，出现呼吸抑制。

续表

药物名称	药理作用和专科用途	危险因素及注意事项	警示案例
单磷酸阿糖腺苷 0.1 g	单磷酸阿糖腺苷为抗脱氧核糖核酸病毒药，其药理作用是与病毒的脱氧核糖核酸聚合酶结合，使其活性降低而抑制 DNA 合成，主要用于治疗疱疹病毒感染所致的口炎、皮炎、脑炎及巨细胞病毒感染。	**危险因素：** 1. 在静滴药物的过程中，可能会出现恶心、呕吐、腹泻等。 2. 在静滴药物的过程中，可能表现出眩晕或者头晕等症状。 3. 在静滴药物的过程中可能会出现血红蛋白或者白细胞减少。 4. 在静滴药物的过程中，可能会出现皮疹、荨麻疹或者湿疹加重。 **注意事项：** 1. 如注射部位疼痛，必要时可加用盐酸利多卡因注射液以减轻疼痛症状。 2. 肝、肾功能不全者慎用。 3. 大量液体伴随本品进入体内，应注意水、电解质平衡。 4. 即配即用，配得的输液不可冷藏以免析出结晶。 5. 本品不可静脉推注或加速滴注，在用药过程中，要注意不良反应的发生并及时处理。	**案例：** 患儿静脉注射单磷酸阿糖腺苷过程中出现皮疹症状。
注射用阿昔洛韦 (0.25 g/支)	1. 单纯疱疹病毒感染：用于免疫缺陷者初发和复发性黏膜皮肤感染的治疗以及反复发作病例的预防；也用于单纯疱疹性脑炎治疗。 2. 带状疱疹：用于免疫缺陷者严重带状疱疹患者或免疫功能正常者弥散型带状疱疹的治疗。 3. 免疫缺陷者水痘的治疗。 4. 用于传染性单核细胞增多症、EB病毒感染。	**危险因素：** 可引起急性肾衰竭。肾损害患者接受阿昔洛韦治疗时，可造成死亡。观察有无肾衰竭征兆和症状（如少尿、无尿、血尿、腰痛、腹胀、恶心、呕吐等），并监测尿常规和肾功能变化，一旦出现异常应立即停药。 **注意事项：** 1. 仅供静脉滴注，每次滴注时间在 1 小时以上，否则可发生肾小管内药物结晶沉淀，引起急性肾衰竭。应用期间摄入充足的水，防止药物沉积于肾小管内。 2. 药物浓度不宜过高（<7 g/L），易导致疼痛及静脉炎。	**案例：** 使用前未查看患者尿常规及肾功能结果，静脉滴注速度过快，导致患者出现急性肾衰竭。 **案例：** 药物浓度过高，导致患者出现疼痛及静脉炎。

续表

药物名称	药理作用和专科用途	危险因素及注意事项	警示案例
水合氯醛灌肠剂（1.34 g：0.5 g/瓶）	儿童检查、操作前的镇静、催眠。监护条件下抗惊厥。	**危险因素：** 1. 可引起窒息、呼吸抑制、呼吸心跳骤停。 2. 连续用药时会产生药物依赖性。 **注意事项：** 1. 在直肠内注入，只能一次性用于一个患者，直肠炎或结肠炎时不可直肠给药。 2. 儿童镇静、催眠、抗惊厥常规剂量为 30~50 mg/kg，可根据年龄、症状及目的酌情增减。总量不可超过 1.5 g。小于 1 个月的早产儿、新生儿，起始剂量应酌情减至 20~40 mg/kg。最大剂量不超过 1 g。 3. 可能引起呼吸抑制，必须监控并充分注意呼吸频率、心率、血氧饱和度。 4. 禁用于对本品过敏、有重度肝/肾功能不全、有心脏病、有呼吸功能障碍、有卟啉病、有直肠炎、有结肠炎或正在接受抗凝血药治疗的患者。禁用于有阻塞性睡眠呼吸暂停综合征的儿童。	案例：使用药物剂量过大，导致患者出现昏迷。
布洛芬混悬液 100 mL 2 g/瓶	芳基丙酸类非甾体抗炎药，可抑制前列腺素合成，具有解热镇痛及抗炎作用；常用于儿童普通感冒或流感引起的发热、头痛，也用于缓解儿童轻至中度疼痛如头痛、关节痛、神经痛等。	**危险因素：** 1. 与其他解热、镇痛、抗炎药物同用时可增加胃肠道的不良反应，并可导致溃疡。 2. 与肝素等抗凝药同时使用，可导致凝血酶原时间延长，增加出血倾向。 3. 少数患者出现皮疹、过敏性肾炎或其他严重过敏反应。 **注意事项：** 1. 不能与其他含有解热镇痛药的药品同时服用（如某些复方抗感冒药）。 2. 有支气管哮喘、肝肾功能不全、凝血机制或血小板功能障碍的患者慎用。 3. 本品为对症治疗药，不宜长期或大量使用，若持续疼痛或发热，可间隔 4~6 h 重复给药一次，24 h 不超过 4 次。	案例：口服布洛芬混悬液导致急性荨麻疹伴血管神经性水肿。 案例：口服布洛芬导致呕吐、黑便，诊断"上消化道出血"。

续表

药物名称	药理作用和专科用途	危险因素及注意事项	警示案例
孟鲁司特钠咀嚼片 4 mg/片或 5 mg/片	1. 选择性半胱氨酰白三烯受体拮抗剂。 2. 适用于2岁至14岁儿童哮喘的预防和长期治疗,包括预防白天和夜间的哮喘症状,治疗对阿司匹林敏感的哮喘患者以及预防运动诱发的支气管收缩。 3. 适用于减轻季节性过敏性鼻炎引起的症状。	危险因素: 1. 最常见的不良反应,包括腹痛、嗜睡、口渴、头痛、呕吐和精神运动过度,部分患者出现皮疹等过敏反应。 2. 药物漏服可导致体内药物浓度降低。 注意事项: 1. 不应用于治疗急性哮喘发作。 2. 哮喘患者应在睡前服用。 3. 用药期间可出现嗜睡、头晕等症状,应避免驾驶和操作机器。 4. 哮喘控制和恶化阶段的患者应坚持用药,如果漏用药物时间过短,应尽快补用。	案例:3岁女童服用孟鲁司特钠咀嚼片1个月余,出现易激惹、暴躁,右手前臂无意识抖动。

二十、妇产科护理高风险警示

疾病类

名称	风险因素	观察及护理要点	警示案例
产后出血	子宫收缩乏力、胎盘因素、软产道裂伤、凝血功能障碍等因素均可导致产后出血,出现失血性休克、多器官功能损伤等严重后果。	观察要点: 1. 子宫收缩情况:①精神状况和自身疾病情况。②是否有引起产后出血的产科因素存在(如前置胎盘、胎盘早剥、妊娠期高血压疾病)。③熟悉病史(如多胎妊娠、羊水过多、巨大儿)。 2. 胎盘情况:①是否有胎盘滞留。②是否有胎盘植入。③是否有胎盘组织残留。 3. 软产道情况:是否有会阴、阴道、宫颈的裂伤。 4. 是否有凝血功能异常。 护理要点: 1. 迅速建立两条静脉通路,去枕平卧位,吸氧,保暖。 2. 遵医嘱给予促进子宫收缩药物,按摩子宫,缝合软产道,积极做好相关术前准备。 3. 准确记录产后出血量及出入水量。 4. 做好会阴护理。	案例:孕40周产妇分娩一巨大儿(4.2 kg),产时出血600 mL,产后2小时未观察子宫收缩情况及阴道流血情况,导致阴道内存积大量血块,因子宫收缩乏力,最终出血量约2000 mL导致失血性休克。

续表

名称	风险因素	观察及护理要点	警示案例
胎盘早剥	孕妇血管病变、宫腔压力骤减以及机械因素等导致胎盘早剥，发生失血性休克、子宫破裂、母儿死亡。	**观察要点：** 1. 全面评估孕妇既往史及产前检查记录。 2. 孕晚期或临产时是否有突发的腹痛情况(鉴别于正常子宫收缩)。 3. 早期的休克表现，子宫成板状压痛明显，胎位触诊不清等。 4. 是否有血性羊水。 5. 胎儿宫内情况。 **护理要点：** 1. 迅速建立两条静脉通路，吸氧，保暖。 3. 密切观察生命体征。 4. 持续胎心监护。 5. 根据孕周，剥离的严重程度选择分娩方式，必要时快速做好手术准备。	**案例：** 足月胎膜早破的孕妇阴道突然流出大量羊水，紧接着诉腹痛，触子宫呈板状，胎心减慢，羊水血性，考虑胎盘早剥，立即做好术前准备终止妊娠，术中发现胎盘剥离面约2/3，因抢救及时，胎儿和产妇平安。
子痫	脑出血、窒息、舌咬伤。	**观察要点：** 1. 观察血压情况。 2. 观察是否有自觉症状(如头晕、眼花、胸闷、恶心呕吐等)。 3. 关注相关检验检查结果。 4. 孕妇水肿情况。 **护理要点：** 1. 监测血压及出入量情况，根据基础血压控制血压标准。 2. 环境安静置于单人暗室，动作轻柔，集中治疗。 3. 保持呼吸道通畅，防窒息及舌咬伤。 4. 合理休息，左侧卧位，每日休息不小于10小时。 5. 低盐、低脂、高蛋白饮食。 6. 硫酸镁治疗患者注意毒性反应。 7. 做好手术准备。	**案例：** 一位孕35周血压200/105 mmHg的孕妇，入院时突发全身抽搐，诊断为子痫，立即给予镇静、解痉、降压、利尿等处理，产妇仍发生了舌咬伤，新生儿重度窒息转新生儿科治疗。

续表

名称	风险因素	观察及护理要点	警示案例
子宫破裂	疤痕子宫再次妊娠容易发生子宫破裂，导致胎儿急性缺氧导致新生儿死亡，产妇失血性休克。	**观察要点：** 1. 评估产妇宫缩强度、持续时间、间隔时间；腹部疼痛的部位、性质、程度。 2. 有无排尿困难、血尿、病理性缩复环。 3. 监测胎心、胎动情况，评估有无胎儿宫内窘迫。 4. 腹部检查可发现子宫破裂不同阶段相应的体征。 5. 完全性子宫破裂者阴道检查还可发现宫颈口缩小、胎先露部上升等表现。 **护理要点：** 1. 有瘢痕子宫、产道异常等子宫破裂高危因素者应提前入院待产。 2. 有子宫手术史的孕妇，应详细了解其手术情况，如手术原因、方式及术中、术后情况等。 3. 严密观察产程进展，警惕并尽早发现先兆子宫破裂征象，一旦发现应及时处理。 4. 严格掌握缩宫素、前列腺素制剂等子宫收缩剂的使用指征和方法，避免滥用，用药期间应有专人守护、严密观察。 5. 正确掌握产科手术助产的指征及操作常规，阴道助产术后应仔细检查软产道，及时发现损伤并予修补。	**案例：** 瘢痕子宫分娩产妇胎心基线平，自诉上腹部疼痛未予以重视，导致子宫破裂，胎儿死亡，产妇大出血。

续表

名称	风险因素	观察及护理要点	警示案例
脐带脱垂	臀位、横位胎膜早破,脐带脱出受压,导致新生儿死亡。	观察要点: 1.及时发现异常胎先露(臀位、横位等);了解胎头是否入盆、胎盘低置及脐带过长等高发因素。 2.密切监测胎心率变化。 3.妊娠晚期及临产后,超声检查有助于尽早发现脐带先露。 护理要点: 1.若胎膜未破,于胎动、宫缩后胎心率突然变慢,改变体位、上推先露及抬高臀部后迅速恢复者,应考虑有脐带隐性脱垂的可能,临产后应行胎心监护。 2.胎膜未破发现隐性脐带脱垂时,产妇应卧床休息,取臀高头低位,密切观察胎心率。 3.对临产后胎先露部迟迟不能入盆者,尽量不做或少做阴道检查。 4.严格掌握人工破膜引产适应证。	案例:臀位孕妇胎膜早破,脐带脱出至阴道内,护士未及时听胎心,延误抢救时机导致胎儿死亡。
胎儿宫内窘迫	妊娠合并高血压、心脏病、GDM、ICP、过期妊娠或胎儿有严重的心血管疾病、畸形、宫内感染等均可导致胎儿宫内窘迫。	观察要点: 1.严密监测胎心率变化。 2.观察羊水性状。 3.及时发现胎动异常。 4.胎儿生物物理评分及胎儿头皮血气分析。 护理要点: 1.积极寻找原因及时治疗妊娠合并症或并发症,遵医嘱用药。 2.结合病情选择适宜的分娩方式和分娩时机。	案例:孕妇电子胎心监护反复基线平,未报告医生,未及时复查胎心监护,导致胎儿宫内窘迫未及时发现,新生儿出生时重度窒息导致神经系统后遗症。

续表

名称	风险因素	观察及护理要点	警示案例
羊水栓塞	产妇心跳骤停。	观察要点： 1.典型羊水栓塞：①前驱症状：如呼吸急促、胸痛、憋气、寒战、头晕、乏力、心慌、恶心、呕吐、麻木、针刺样感觉、焦虑、烦躁和濒死感、胎心减速、胎心基线变异消失等；②心肺功能衰竭和休克：出现突发呼吸困难和(或)发绀、心动过速、低血压、抽搐、意识丧失或昏迷、突发血氧饱和度下降等；③凝血功能障碍：出现以子宫出血为主的全身出血倾向，如切口渗血、全身皮肤黏膜出血、针眼渗血、血尿、消化道大出血等。 2.不典型羊水栓塞：有些羊水栓塞的临床表现并不典型，仅出现低血压、心律失常、呼吸短促、抽搐、急性胎儿窘迫、心脏骤停、产后出血、凝血功能障碍或典型羊水栓塞的前驱症状。 护理要点： 1.对心脏骤停患者立即行有效地心肺复苏。 2.一般护理：①维持氧合；②开通静脉通道、配血、输液输血及按医嘱用药；③密切监测生命体征，留置尿管监测尿量；④专人观察及记录；⑤配合医生处理各产程。 3.用药护理：注意观察药物效果及不良反应。 4.病情监护：强调多学科会诊。	案例：孕24周产妇引产过程中突然出现呼吸急促、胸痛、憋气、有濒死感，查血氧饱和度下降，考虑为羊水栓塞，立即给予羊水栓塞急救处理，因发现症状及时，及时抢救转危为安。

药物类

药物名称	药理作用和专科用途	危险因素及注意事项示案例	警示案例
缩宫素注射液 5 U/1 mL、10 U/1 mL	促进子宫平滑肌收缩，用于引产、催产、产后及流产后因宫缩无力或缩复不良而引起的子宫出血；了解胎盘储备功能（催产素激惹试验），控制产后出血。	**危险因素：** 1. 高血压或水潴留。 2. 并发症：子宫破裂、胎儿窘迫。 3. 使用过程中必须有专人守护，严密观察产妇宫缩、胎心音和生命体征情况。 **注意事项：** 1. 下列情况应慎用：心脏病、临界性头盆不称、曾有宫腔内感染史、宫颈曾经手术治疗、宫颈癌、早产、胎头未衔接、孕妇年龄已超过35岁者，用药时应警惕胎儿异常及子宫破裂的可能。 2. 骶管阻滞时用缩宫素，可发生严重的高血压，甚至脑血管破裂。 3. 用药前及用药时需检查及监护：①子宫收缩的频率、持续时间及强度；②孕妇脉搏及血压；③胎儿心率；④静止期间子宫肌张力；⑤胎儿成熟度；⑥骨盆大小及胎先露下降情况；⑦出入液量的平衡（尤其是长时间使用者）；⑧本品只能在医院有医护监测时才能给药。 4. 产前使用时禁止快速静脉注射和肌内注射。	案例：剂量使用错误，导致子宫破裂。 案例：患者滴注过程中无专人守护，导致宫缩过强，急产，三度撕裂。
卡贝缩宫素 100 Ug/1 mL	促进子宫平滑肌收缩，用于子宫收缩乏力、产后出血。	**危险因素：** 1. 过敏反应。 2. 子宫破裂、胎儿窘迫。 **注意事项：** 1. 禁止使用于妊娠期和胎儿娩出前。 2. 过敏者禁用。	案列：误用于胎儿娩出前，致子宫破裂，胎死宫内。

续表

药物名称	药理作用和专科用途	危险因素及注意事项示案例	警示案例
麦角新碱 0.2 mg/1 mL	促进子宫和宫颈收缩，用于预防或治疗分娩后或者流产后子宫收缩不良引起的出血以及产褥期子宫复原不全，加速子宫复旧。	**危险因素：** 1. 静脉用可出现头痛、头晕、呼吸困难等。 2. 可导致血压升高。 3. 过敏反应、药物中毒。 **注意事项：** 1. 交叉过敏反应。 2. 胎盘娩出前不能使用。	案例：静脉用药速度过快导致产妇出现严重不良反应。 案例：误用于妊娠期高血压的产妇，导致血压进一步升高。
利托君 50 mg/5 mL	抑制子宫平滑肌张力，使子宫降低收缩力，达到安胎作用。预防20周以后的早产。	**危险因素：** 1. 根据孕妇情况，滴注时要经常监测妊娠子宫收缩频率、心率、血压和胎儿的心率。 2. 妊娠不足20周的妊娠期妇女禁用。 3. 继续妊娠对母体及胎儿均有害，合并严重并发症者禁用。 4. 过敏反应。 **注意事项：** 1. 静脉滴注时密切观察滴注速度，开始控制滴速为 0.05 mg/min（5滴/分）。每10分钟增加 0.15 mg/min～0.35 mg/min（5滴/分），直至到达预期效果，通常保持在15～35滴/分。 2. 输注液应用5%葡萄糖注射液，对糖尿病患者可用生理盐水稀释液。配制输注液变色、有沉淀物、颗粒物或配制超过48小时，不得使用。 3. 本药可引起肺水肿、升高血糖和降低血钾。 4. 静滴时，应密切监测母体妊娠子宫收缩频率、心率、血压和胎儿的心率及出入水量。 5. 孕妇心率持续超过140次/分，为肺水肿先兆，应停止用药。	案例：患者液体滴注完毕后，实习生单独操作拔针，未告知老师，护士未及时巡视病房，导致患者早产。 案例：宣教不到位，患者自行调节滴速，孕妇出现心率加快，肺水肿症状。

续表

药物名称	药理作用和专科用途	危险因素及注意事项示案例	警示案例
硫酸镁注射液 2.5 g/10 mL	抗惊厥药用于妊娠期高血压；用以降低血压，治疗先兆子痫和子痫	**危险因素：** 1. 常引起潮红、出汗、口干等症状，快速静脉注射时可引起恶心、呕吐、心慌、头晕。 2. 镁离子中毒：膝腱反射消失，严重者呼吸抑制、心律失常、心跳停止。 3. 低钙血症。 4. 肺水肿。 **注意事项：** 1. 首剂用0.9%氯化钠注射液100 mL+硫酸镁20 mL静脉滴注，30分钟内滴注完毕，以后用5%葡萄糖注射液500 mL+硫酸镁60 mL静脉滴注，速度为每小时2 g，也就是40滴/分。 2. 使用限制：静脉使用治疗子痫应限于为立即控制危及生命的抽搐。 3. 密切监测血镁浓度。 4. 观察膝腱反射、呼吸频率、排尿量及血镁浓度，若发异常及时停药。 5. 用药过程中如突然出现胸闷、胸痛、呼吸急促，应警惕肺水肿。 6. 必要时用葡萄糖酸钙解毒。	**案例**：护士巡视不到位，硫酸镁滴速过慢，未达到治疗效果。 **案例**：滴注速度过快导致镁离子中度。 **案例**：患者未用首剂，导致患者发生二次子痫。
米菲司酮 25 mg/1 片	受体水平的抗孕激素；具有终止早孕、抗着床、诱导月经及促进宫颈成熟等作用。	**危险因素：** 1. 有心脏、肝脏、肾脏疾病及肾上腺皮质功能不全者禁用。 2. 使用前列腺素类药物者禁用：青光眼、哮喘。 3. 带宫内节育器妊娠和异位妊娠者禁用。 4. 过敏反应。 **注意事项：** 1. 确诊为正常宫内孕者，停经天数不超过49天，最长不超过56天。 2. 必须在有急诊、刮宫手术和输液、输血条件的临床单位使用。 3. 充分告知并注意观察副作用及不良反应。 4. 注意观察妊娠排出及阴道流血情况。 5. 终止早孕失败者，必须进行人工流产。 6. 注意感染和脓血症。	**案例**：早孕患者未按要求服用药物（未前后空腹2小时以上），出现呕吐，导致口服药物剂量不准确。 **案例**：误用于异位妊娠的患者（宫角妊娠），导致流产失败，患者出现严重的不良反应及腹痛，导致宫角破裂出血。

第二节 管道护理高风险警示

名称	风险因素及护理要点	警示案例
脑室引流管	**危险因素：** 颅内感染、颅压改变、脱管。 **护理要点：** 1. 颅内感染：严格无菌操作，保持装置的密闭性、无菌性，伤口敷料干燥清洁。 2. 颅内压改变：脑室引流≤500 mL／天。保持脑室引流管高度，高于脑室平面(外耳道水平)10~15 cm。保持引流管通畅，避免折叠扭曲。 3. 防脱管：管道二次固定(聚氨酯及3M敷料)，稳固接头，翻身时避免牵拉管道，适当予以保护性约束。 4. 引流三通接头标识及颜色区分。	**案例：**患者外出行CT检查，护士未关闭脑室引流管，将引流袋放置床面，导致引流过多，患者出现神志瞳孔改变，立即报告医生，考虑颅内压过低，遵医嘱给予对症处理。
硬膜外引流管	**危险因素：**颅内感染、引流不畅、再出血、脱管。 **护理要点：** 1. 颅内感染：严格无菌操作，保持装置的密闭性无菌性，伤口敷料干燥清洁。 2. 引流不畅：床头抬高15°~30°，保持引流管通畅、避免折叠扭曲，引流管高度应与血肿腔处于同一水平或低于切口，头偏向患侧以引流彻底。 3. 再出血：动作轻柔，减少不良刺激，遵医嘱给予适当镇静镇痛。 4. 防脱管：管道二次固定(聚氨酯及3M敷料)，稳固接头，翻身时避免牵拉管道，适当予以保护性约束。	**案例：**患者硬膜外引流管未进行二次固定，护士为其翻身时，引流管与引流袋连接处脱落，立即钳闭引流管近端，报告医生，遵医嘱对症处理。

续表

名称	风险因素及护理要点	警示案例
硬膜下引流管	**危险因素:** 颅内感染、引流不畅、再出血、脱管。 **护理要点:** 1. 颅内感染:严格无菌操作,保持装置的密闭性、无菌性,伤口敷料干燥清洁。 2. 引流不畅:取平卧位或头低足高位,引流瓶低于创腔30 cm,保持引流管通畅、避免折叠扭曲,引流管高度应与血肿腔处于同一水平或低于切口,头偏向患侧以引流彻底。 3. 再出血:动作轻柔,减少不良刺激,遵医嘱给予适当镇静镇痛。 4. 防脱管:管道二次固定(聚氨酯及3M敷料),稳固接头,翻身时避免牵拉管道,适当予以保护性约束。	**案例:**患者留置硬膜下引流管,医嘱予以引流管内注入尿激酶,要求2小时后打开引流管,护士未及时打开引流管,患者出现神志瞳孔改变,查看患者情况,发现引流管未打开,引流不畅,立即报告值班医生,遵嘱予以对症处理。
气管插管/气管切开	**危险因素:**非计划拔管、误吸、呼吸机相关肺炎、气道出血、气道梗阻。 **护理要点:** 1. 防非计划性拔管:重症患者因各种原因易发生谵妄,意外拔管风险大,应做好谵妄评估,妥善固定管道,使用寸带进行二次固定,必要时镇静及保护性约束。 2. 防误吸:保持呼吸道通畅,及时清除气道分泌物,维持气囊压力 25~30 cmH$_2$O,进食时抬高床头,胃残留量评估。 3. 呼吸相关性肺炎:严格无菌操作,抬高床头15°~30°,及时倾倒冷凝水,给予适当气道温湿化,落实口腔护理每日3~4次等。 4. 防气道出血:吸痰时动作轻柔,维持气囊压力 25~30 cmH$_2$O,避免损伤气道黏膜。 5. 防气道梗阻:常见原因有:导管扭曲、气囊疝出嵌顿导管远端开口、痰栓或异物堵塞管道、管道塌陷等。保持管道通畅,及时清除分泌物,防止痰栓形成。	**案例:**气管切开呼吸机辅助呼吸患者,因平常神志清楚较配合,亦未采取保护性约束。当晚患者表现兴奋、多语,未对其进行谵妄评估、镇静干预。凌晨5点患者出现狂躁不安、胡言乱语、意外拔出气管插管。 **案例:**患者脱机后,护士未及时安装气道湿化装置,给予鼻导管经气管插管氧气吸入,患者出现呼吸加快、费力,满头大汗,立即报告医生,考虑气道湿化不到位,形成痰痂堵塞气道,造成患者窒息。 **案例:**肠内营养患者,气囊未及时评估,压力偏低,吸痰呛咳反应,造成患者误吸,引起肺部感染。 **案例:**患者感染已基本控制,由于冷凝水倾倒不及时,流入气道,导致细菌移位,造成患者肺部感染加重。

续表

名称	风险因素及护理要点	警示案例
鼻胃管/鼻肠管	**危险因素**：非计划拔管、误吸、堵管。 **护理要点**： 1. 防脱管：管道二次固定（聚氨酯及3M敷料），稳固接头，翻身时避免牵拉管道，适当予以保护性约束。 2. 防误吸：抬高床头，进食前确认管道位置，评估胃残留量，注意鼻饲量、速度，鼻饲后半小时内避免刺激性操作（如吸痰等）。 3. 防管道堵塞：及时评估、及时冲管（每次暂停输注时，用20~50 mL温开水冲洗管道，平均4~6小时冲洗管道一次），尽量使用肠内营养泵。 4. 注入接头与静脉输液接头混淆风险：输液接头与肠内营养接头颜色区分，避免混淆。	案例：护士晨间鼻饲给药后的肠内营养输液管开关未打开（未使用肠内营养泵），当中午给患者鼻饲药物时发现管道堵塞，经多种方法处理，管道仍未通畅。
导尿管	**危险因素**： 非计划拔管、导尿管堵塞、导尿管相关尿路感染、压力性损伤。 **护理要点**： 1. 非计划性拔管/尿道损伤：做好拔管风险评估及留置必要性评估；对尿道松弛患者酌情选择较大型号的尿管；必要时保护性约束，加强巡视；置管时注意手法轻柔，遇到阻力切忌蛮力插入；二次固定方法恰当，固定时注意患者腿部抬起或外展后有无牵扯尿管；注意翻身、起床时勿牵扯管路。 2. 导尿管堵塞：无禁忌证时保证水份的摄入。定时挤压尿管与尿袋连接部位，注意观察尿液性质，防受压、扭曲、阻塞，必要时应用三腔导尿管进行膀胱冲洗。长期留置导尿的患者根据产品说明书定期更换导尿管。 3. 导尿管相关尿路感染：女性患者导尿管放置误入阴道后立即更换尿管。加强尿道口护理，无禁忌证时保证水份的摄入。注意观察尿液颜色、性质，必要时行膀胱冲洗。挂放尿袋时不高于耻骨联合，提高尿袋超过耻骨联合时注意夹闭尿管。	案例：老年男性患者全麻术后反复诉尿道口不适，申请拔除尿管，工作人员未重视，夜班护士接班时发现患者自行将尿管拔出，裤子上大片血渍，遂紧急请泌尿科再次插管并行持续膀胱冲洗。 案例：外科术后患者记每小时尿量，护士发现前两小时尿量均不足30 mL，监测生命体征及中心静脉压正常，给予利尿剂后仍未见尿量增多。后查看患者尿管发现尿管内有较多白色絮状物滞留，予生理盐水冲洗尿管后一次性排尿500 mL。 案例：留置尿管半个月的患者因高热入院，查看患者尿管前端有明显污垢，尿液深黄，后经检查证实尿路感染。 案例：意识障碍重症患者留置尿管1周，二次固定在大腿中段位置，患者经常躁动屈髋屈膝外展肢体，导致尿管牵拉未引起重视，后尿道口有脓液出现才发现尿道口黏膜发生压力性溃疡。

续表

名称	风险因素及护理要点	警示案例
CVC 管/PICC 管	**危险因素**：静脉炎、渗出/外渗、导管堵塞、导管相关性静脉血栓、导管相关性血流感染、管路异位/移位、医用黏胶相关性皮肤损伤；非计划拔管。 **护理要点**： 1. 静脉炎：在导管置入、给药/输液过程中严格遵守无菌原则；满足治疗需要的前提下，选用最小规格的导管。 2. 渗出/外渗：选择合适的静脉导管和留置部位；输注药物前宜通过回抽血液来确定导管在静脉内。 3. 导管堵塞：执行正确的冲封管操作；输液前评估药物的相容性，药物之间采用盐水—药物—盐水—肝素技术以防止不相容药物沉淀，可用 10 U/mL 肝素钠盐水封管预防堵塞发生。 4. 导管相关性静脉血栓：穿刺和维护时应严格遵守无菌操作原则，减少置管感染机率；进行置管时，推荐在 B 超引导下联合改良赛丁格技术进行穿刺；选择合适的导管类型及型号；鼓励患者置入导管的肢体早期进行正常日常活动和轻微的肢体锻炼以及补充足够的水分。 5. 导管相关性血流感染：执行静脉导管感染防治集束化措施，包括每日评估导管保留的必要性、手卫生、最大化无菌屏障、导管接头消毒、严格无菌操作、最佳穿刺部位、优先选用葡萄糖酸氯己定乙醇溶液进行皮肤消毒；尽可能限制附加装置的使用。 6. 管路异位/移位：置管前全面评估患者病情，CVC 首选右侧静脉，PICC 首选右上肢贵要静脉，准确测量导管长度；妥善固定导管，每日观察且每周监测导管外露长度；置管后患者应避免置管侧肢体剧烈运动，如扩胸运动、引体向上动作、托举哑铃等活动。 7. 医用黏胶相关性皮肤损伤：正确选择与规范使用黏胶产品；粘贴时以穿刺点为中心无张力自然垂放透明敷料，使用塑形、抚压的方法固定透明敷料，预防皮肤张力性损伤；移除敷料时，采取 0°或 180°角顺着毛发生长方向，从远心端向近心端缓慢去除敷料。 8. 非计划拔管：评估拔管风险，做好宣教；规范导管固定；PICC 管使用保护套；加强巡视。	**案例**：新生儿 PICC 置管第 5 天，置管部位为肘部贵要静脉，输注脂肪乳，穿刺点上方皮肤发红明显，触摸患儿有哭闹，局部条索状改变。 **案例**：锁骨下静脉置管输液速度慢未重视，也未关注胸片导管尖端位置，第二天出现药液外渗，查看胸片提示导管尖端位于颈内静脉。 **案例**：输注脂肪乳剂后未及时冲管，因药物浓度过大可造成 PICC 半堵管或全堵管。 **案例**：PICC 导管置入侧肢体活动障碍，未行有效功能锻炼，导致上肢肿胀、血栓形成。 **案例**：患者植物神经功能紊乱反复出汗，PICC 处贴膜潮湿松动更换不及时，PICC 管暴露在外，置入导管半个月后因反复高热，拔除导管，尖端细菌培养阳性，延长了患者病程。 **案例**：患者置入 PICC 7 天，术后有剧烈咳嗽，输液时抽回血不通畅，再次行胸片检查，提示导管尖端位于右侧颈内静脉。 **案例**：躁动患者因皮肤瘙痒将管路拔除。

续表

名称	风险因素及护理要点	警示案例
胸腔闭式引流管	**危险因素**：张力性气胸、开放性气胸、感染、脱管、复张性肺水肿、大出血堵塞管道。 **护理要点**： 1. 张力性气胸：水封瓶内持续有气泡逸出的患者禁止夹闭引流管；密切观察水封瓶水柱波动情况，注意有无皮下气肿表现，发现异常及时报告医师处理。 2. 脱管、开放性气胸：观察管道缝线固定是否有效，二次固定是否规范，标记外露位置，防脱管。指导意外脱管应急处理：立即屏气，勿剧烈咳嗽；从胸壁脱落立即捏闭伤口皮肤，从连接处脱落立即反折近端引流管，并报告医务人员处理。 3. 逆行感染：水封瓶低于胸壁引流口60~100 cm；长管没入水中3~4 cm，保持管道密闭；根据产品说明书要求定期更换引流装置；密切观察有无感染征象。 4. 复张性肺水肿：大量胸腔积液首次放液量不超过600 mL~700 mL。引流速度不易过快，成人每小时不超过1000 mL/h，儿童不超过20 mL/(kg·h)；观察有无剧烈咳嗽、咳泡沫痰、胸痛、呼吸困难、血氧饱和度下降等症状，发现异常立即报告医师处理。 5. 大出血堵塞管道：密切观察生命体征、水封瓶水柱波动情况及引流液性质、量；每30~60分钟挤压引流管，若引流液多(>100 mL/h)、色鲜红、有血凝块，引流突然停止应高度怀疑引流管堵塞，注意有无纵隔移位及脉速、血压下降、神志淡漠等休克表现。	**案例**：慢阻肺并肺大疱患者行胸腔闭式引流后，外出检查时夹闭引流管，导致极度呼吸困难、皮下气肿。 **案例**：因未行管道二次固定，患者翻身用力过度导致管道牵拉脱出，侧孔露出胸壁未及时发现，出现呼吸困难症状。 **案例**：未落实健康指导，患者自行将水封瓶内的液体倒尽，装置与大气相通，并发气胸。 **案例**：大量胸腔积液患者行胸腔闭式引流过程中，护士协助不到位，未及时观察夹闭引流管，导致水封瓶瞬间被引流液爆满，患者立即出现剧烈咳嗽、喷射性咳出大量黄色液体、极度呼吸困难、大汗等严重肺水肿表现。 **案例**：肺癌术后患者1 h引流鲜红血液300 mL，之后2 h无引流液未予以重视，上级医生查房发现患者心率快、血压偏低，仔细挤压引流管引流含血凝块的血液500 mL，遂紧急二次开胸止血。

续表

名称	风险因素及护理要点	警示案例
PTCD管/ T管	**风险因素：** 脱管移位、堵管、腹腔感染、出血。 **护理要点：** 1. 引流不畅堵管或脱管移位：严密观察引流色、量、性质，保持引流通畅。PTCD管术后1~2天胆汁可能为白色或墨绿色，之后转为淡黄色或金黄色；每天引流200~1200 mL，若突然减少或24小时小于100，排除胆道不通畅后，怀疑管道堵塞或脱出。T管引流若<300 mL、>1000 mL应查找原因，若有絮状物或脓性物，考虑感染。 2. 感染风险：严格无菌操作。保持置管处敷料清洁干燥。 3. 出血风险：避免管道牵拉，若引流液颜色较红，怀疑胆道出血。	**案例：**患者留置PTCD管引流，前一天引流400 mL，由于固定不当管道滑脱，当日引流50 mL，护士未及时关注，查找原因，系胆液外漏入腹腔。 **案例：**患者下床活动时，T管牵拉引起胆道大出血，紧急行术前准备再次予以手术，患者转危为安。
ENBD管 （鼻胆管）	**风险因素：** 脱管、堵管、诱发急性胰腺炎。 **护理要点：** 1. 脱管：管道二次规范固定到位。 2. 量及颜色观察：术后1~2天胆汁呈墨绿色，以后逐渐呈清黄色或黄绿色，同时患者腹胀、黄疸逐渐减轻；如化脓性胆管炎，胆汁中可有大量黄白色脓性絮状物及泥沙漂浮，易堵塞导管；若胆汁引流量突然减少，应检查引流管是否脱出。 3. 诱发急性胰腺炎风险：术后3小时、24小时查血淀粉酶，如出现高淀粉酶血症同时伴发热、腹痛、白细胞增多等按急性胰腺炎处理。	**案例：**患者翻身，引流管拉扯，管道部分脱出。 **案例：**患者置ENBD管24小时内出现了发热、腹痛等急性胰腺炎症状，通过禁食、胃肠减压、抗炎、抑制胰腺外分泌等治疗患者症状得到控制。

续表

名称	风险因素及护理要点	警示案例
甲状腺术后颈部伤口引流管	**风险因素：** 感染、堵管、脱管至血清肿、出血、窒息。 **护理要点：** 1. 感染风险：严格无菌操作。保持置管处敷料清洁干燥，避免患者出汗。 2. 引流不畅堵管：防止引流管打折和扭曲，严密观察引流色、量、性质，保持引流通畅。引流管术后1~2天可能为鲜红色液体，之后转为淡红色；引流液呈乳白色不透明液考虑乳糜漏。 3. 脱管至血清肿：落实管道二次固定，加强健康指导。导管提前脱出可并发血清肿。 4. 大出血、窒息风险：避免管道牵拉，引流液颜色较红，量较多，如果引流量>100 mL/h考虑存在活动性出血，有窒息风险。	**案例：**导管二次固定未落实，护士未关注，患者活动时管道从颈部脱出，并发局部血清肿。 **案例：**患者引流管流出大量血液，因巡视不到位，未及时处理，患者出现窒息。
肾盂造瘘管	**风险因素：** 感染、脱管移位、堵管、出血、尿外渗。 **护理要点：** 1. 感染风险：严格无菌技术操作，注意连接紧密，定期更换引流袋，引流管不可高于引流出口，以免引起逆行性感染，保持引流管口周围皮肤清洁、干燥、定时更换敷料。 2. 脱管移位风险：未行二次妥善固定（缝线或加压胶带），增加脱管风险。 3. 堵管风险：严密观察引流色、量、性质，保持引流通畅；多饮水和不定时挤压造瘘管。 4. 出血风险：少量出血不需特殊处理；出血量较多时需绝对卧床休息，反复进行冲洗保持其通畅，给予止血药物，严重时需要暂时夹闭造瘘管，待出血停止后再重新开放。 5. 尿外渗风险：肾造瘘后一般会有少量尿外渗，预防主要方法是保持造瘘管通畅。	**案例：**置管时未加压胶带等二次固定，夜班护士未主动关注，患者擦浴时管路脱出。 **案例：**患者下台后，护士未检查管道通畅情况，未落实健康指导，管道夹闭后未及时开放。

续表

名称	风险因素及护理要点	警示案例
脐静脉置管	**风险因素：** 导管移位、堵塞、出血、动脉痉挛、穿孔、感染、腹胀、坏死性小肠结肠炎、心包积液。 **护理要点：** 1. 导管移位或堵塞风险：加强观察与护理，定期查看导管刻度；正确冲封管；防止血液反流堵塞导管，保持患儿处于安静舒适状态；妥善固定，减少导管扭曲弯折。 2. 出血的风险：术前检测凝血功能；置管时动作轻柔，避免暴力送管；脐部残端缝合打结时松紧适宜；密切观察脐部残端出血情况。 3. 动脉痉挛：选择合适的导管型号；熟练操作，动作轻柔，置管深度准确，减少对血管造成刺激。 4. 穿孔的风险：不可强行用力插管，推进有困难时应停止操作或更换另一条血管。 5. 感染的风险：严格遵守无菌技术操作原则；避免大小便污染脐部；留置期间密切观察脐残端及脐周有无异味、红肿、渗液及渗血等感染迹象；监测生命体征、精神反应、血常规及C反应蛋白等炎性指标；不宜在脐血管导管局部使用抗菌软膏或乳剂；每天评估管道功能和治疗需要，尽量缩短导管留置时间。 6. 腹胀、坏死性小肠结肠炎，心包积液的风险：置管过程中如有阻力，不可强行置入；精准定位导管尖端；留置过程中可采用超声动态监测尖端位置。	**案例：** 患儿在输注脂肪乳剂后未冲管，脐静脉回血不畅。护士未及时关注查找原因，药物浓度过大造成脐静脉导管半堵管或全堵管。 **案例：** 患儿在留置脐血管期间，未动态监测导管尖端位置，脐血管位置改变未及时发现，并发NEC。

第三节　仪器设备使用高风险警示

设备名称	风险因素	操作要点	警示案例
输液泵/ 注射泵/ 肠内营养泵	1. 操作不当：不知晓操作流程。 2. 维护保养不到位，导致损坏。 3. 工作指示灯闪亮，液体未走动或短时间内输完。 4. 健康教育：患者自行调节输液泵速度。 5. 输液泵太多，调节泵速时调节错误。 6. 操作不当：换药前未关闭三通接头或未快进排气；静脉输液通路不通畅，使用三通输液时药物呈现走向输液。	1. 更换前关闭三通、排气确保通畅后连接打开三通。 2. 严格落实药物泵入剂量交接班，加强巡视，及时发现故障。 3. 加强科室仪器管理，仪器定期检测，使之处于备用状态。 4. 加强巡视、交接班。 5. 科室定期开展仪器操作示范，确保每一名护士掌握。	案例：镇痛泵未启动未发现。 案例：患者输入大剂量血管活性药物，未提前备泵，使用两个泵更换，导致血压波动大。 案例：护士未严格进行泵速交班，输液泵故障未及时发现，导致药物未在有效时间内泵注完毕，引发医疗纠纷。 案例：使用血管活性药物泵与其它三通相连，出现堵管，进行输液与泵入时出现堵管时泵针液体走向输液，因血管活性药物中断导致血压骤降。

续表

设备名称	风险因素	操作要点	警示案例
呼吸机	1. 操作不当：不知晓操作流程，仪器故障不会处理。湿化罐干烧或水过多导致湿化罐损坏。 2. 参数设置及报警设置不合理导致报警疲劳。 3. 呼吸机无效工作。 4. 管路固定不到位，易打折和断裂。	1. 使用仪器前，及时打开呼吸机。 2. 连接患者后及时评价通气状况如：胸廓起伏、呼吸音、血氧、心率。 3. 加强科室仪器管理，仪器定期检测，使之处于备用状态。 4. 加强巡视、交接班。 5. 科室定期开展仪器操作示范，确保每一名护士掌握呼吸机的使用及原理。	**案例**：流量传感器报警，自检不会。 **案例**：气道高压报警，护士未理会，导致患者呼吸困难。 **案例**：术后下台监护患者，在连接呼吸机管道后麻醉师、护士判断胸廓起伏，未及时发现呼吸机未工作，导致患者出现缺氧，心率下降才发现。 **案例**：流量传感器报警，自检不会。 **案例**：患者气道分泌物多，气道高压报警，护士未处理。 **案例**：管道未二次固定，患者翻身，管道牵拉导致破损。
心电监护	1. 监护仪报警设置不符合病情，护士对仪器报警不敏感。 2. 心电导线及血氧导线损坏严重。管道未及时整理。 3. 监护仪波形紊乱，设备障碍未及时处理。 4. 健康教育：患者自行拔除导联线及自行调节报警参数、关闭报警提示，家属不知晓什么情况呼叫。	1. 加强科室仪器管理，仪器定期检测，使之处于备用状态。 2. 加强巡视、交接班。 3. 合理设置仪器报警值，避免护士产生报警疲劳。 4. 对家属做好健康宣教。	**案例**：患者使用血管活性药，换泵后血压下降报警声太小，未听见，未处理，患者出现病情变化。 **案例**：因惯性思维发现心率160次/分，以为电极片接触不好，患者发生室颤，心跳骤停。 **案例**：室颤红灯报警，护士未及时发现采取急救措施，患者死亡。

续表

设备名称	风险因素	操作要点	警示案例
除颤仪	1.操作及维护流程不熟悉。	1.加强仪器管理，仪器定期检测，使之处于备用状态。 2.定点放置、每日检测、持续充电、除颤板及手柄保持清洁，严禁将除颤仪任何一部分浸入液体中，严禁在除颤仪上放置其他物品。	案例：护士未将除颤仪持续充电，当科室有一患者发生室颤，除颤仪不能使用，只能到其他科室借除颤仪，影响抢救进度。 案例：终末处理后除颤仪电极板上还有导电糊。
亚低温治疗仪	1.冰毯折叠易损坏，漏水。 2.体温过低易致循环障碍或冻伤。 3.心脏并发症：心率减慢或心率失常。 4.电解质紊乱或凝血障碍。 5.肺部感染。 6.复温过快颅内压增高、肌肉震颤，增加颅内出血风险。	1.使用时保持平整勿打折，避免锐器损伤。仪器定期检测，处于备用状态。 2.根据病情需要设置合理在目标温度，一般32~35℃。严重心肺疾患者禁忌使用。 3.使用时加强巡视、交接班，密切关注患者体温情况。每2小时翻身观察皮肤，防止冻伤及压疮。 4.严密监测生命体征及神志瞳孔、电解质、凝血功能。 5.加强气道管理和口腔卫生。 6.推荐复温持续12小时，每4~6小时复温1℃。	案例：冰毯使用过程中，温度设置过低，患者全身出现花斑、寒战。 案例：体温探头位置放置不当，未按要求每小时观察并记录患者直肠温度，导致患儿体温过低或高于目标直肠温度。 案例：温度设置欠合理，导致患儿冻伤，出现硬肿。 案例：专科知识掌握不牢，专科仪器操作不规范，复温过快，患者颅内压增高继而导致出现颅内出血。

续表

设备名称	风险因素	操作要点	警示案例
血液净化仪	1.参数设置不合理，血浆分离器发生破膜。 2.未及时调整抗凝药物，管路内血液发生凝血。	1.保持血管通路的通畅，确保血流速度。 2.操作中注意仪器上各参数的变化，及时进行调整。 3.根据患者凝血功能、体重调整抗凝剂的剂量。 4.观察管路内血液的颜色及仪器的报警参数，及时追加抗凝剂。	案例：人工肝治疗过程中，血浆分离速度设置过快，跨膜压过高，导致血浆分离器发生破膜，需更换血浆分离器，浪费耗材。 案例：因未及时调整抗凝剂剂量，导致管道内发生血栓，提前结束治疗，患者对治疗效果不满意，引发医疗纠纷。
经鼻高流量治疗仪	1.加温加湿罐液体未及时添加。 2.管路固定不到位，易打折和断裂。	1.加强巡视、交接班。 2.妥善固定管道。	案例：未及时发现加湿罐内无灭菌用水，导致仪器报警。 案例：管道未二次固定，患者翻身，管道牵拉导致鼻塞连接处断裂。
睡眠呼吸治疗仪	1.呼吸机无效工作。	1.使用仪器前，及时打开呼吸机。 2.连接患者后及时评价通气状况如：胸廓起伏、呼吸音、血氧、心率。	案例：使用前未予试机，并调节合适通气参数，致患者不耐受治疗。
持续性正压呼吸器	1.操作不当：冷凝水倾倒不及时。 2.氧流量调节不合理、固定不规范。	1.加强巡视、交接班，及时倾倒冷凝水。 2.掌握仪器的使用方法，合理调节氧流量。	案例：冷凝水返流入鼻腔。
空氧混合仪	氧气浓度设置欠合理，导致氧中毒、ROP。	加强培训，合理调节氧气浓度。	案例：巡视不及时，观察不到位，氧浓度未按要求设置或回调。

续表

设备名称	风险因素	操作要点	警示案例
文丘里加温加湿灌	1.加温加湿罐内湿化液添加不及时，导致管道温度过高或仪器损坏。	加强巡视，及时添加加温加湿罐液体。	案例：护士未及时添加文丘里加湿罐内湿化液，导致湿化罐线路烧坏。
吸引装置	1.吸引装置管道连接错误。 2.中心无负压。	1.吸入与吸出管道接口做好标识，谨防连接错误。 2.定期检测，中心负压状态。	案例：因吸引装置管道连接错误，吸入物吸入中心吸引设备带，导致堵塞。
红光治疗仪	1.距离太近易皮肤灼烧。 2.眼睛未遮挡保护会造成眼疾。	1.距离治疗部位皮肤15~25 cm。 2.头颈部治疗时，双眼用黑布眼罩保护。	案例：红光直射双眼引起结膜炎及眼疾。
红外线治疗仪	1.操作不当：治疗前调节参数不当及非治疗范围皮肤未充分保护。 2.健康宣教不到位：未检查红外线治疗注意事项知晓程度。	1.加强科室仪器学习，掌握仪器的使用及原理。 2.加强科室健康宣教。	案例：功率调节不当，治疗无效或局部皮肤灼伤。 案例：治疗时患者长时间注视光源，致电光性眼炎。
一氧化氮（NO）治疗仪	1.未定时监测患儿的凝血功能。 2.吸痰时操作不当，导致一氧化氮（NO）外泄。 3.浓度设置不合理，导致患儿一氧化氮（NO）中毒。	1.定时检测患者凝血功能。 2.规范操作规范流程。 3.合理设置氧浓度。	案例：因巡视不当，未发现患儿有出血倾向，及时监测凝血功能，导致患儿出血。 案例：操作不当，未及时使用模肺连接管路，导致一氧化氮（NO）泄露。 案例：因观察不到位，浓度调节不当，导致患儿一氧化氮（NO）中毒。
新生儿暖箱	暖箱温湿度设置不合理。	合理调节暖箱温度。	案例：患儿暖箱温湿度设置欠合理，致患儿发热或低体温。

续表

设备名称	风险因素	操作要点	警示案例
新生儿辐射台	1.体温探头脱落,导致患儿皮肤烫伤。 2.挡板固定欠妥当,导致脱落,患儿坠床。	加强巡视,预防坠床,并密切关注患者体温变化。	**案例**:体温探头脱落,巡视未发现,导致患儿皮肤烫伤。 **案例**:挡板固定欠妥当,导致脱落,未及时处理,致患儿发生坠床。
电动起立床	1.使用过程中患者发生直立性低血压。 2.未严格交接班、巡视不到位。	1.循序渐进,遵循站立角度从低到高的原则。 2.站立过程中密切观察患者生命体征、面色、神志及血氧饱和度。	**案例**:患者在站立过程中突发大汗、意识丧失、口唇发绀等。 **案例**:治疗师在调整好患者站立角度后,家属急于求成私自增加角度,巡视不及时导致患者发生直立性低血压。
肢体气压治疗仪	1.肢体血栓脱落后导致肺栓塞。 2.心功能差,心脏前负荷加重导致充血性心力衰竭。	1.使用前完善四肢静脉彩超。 2.密切观察患者病情变化,加强巡视。 3.严格遵循仪器使用适应证和禁忌证。	**案例**:患者使用气压治疗同时大剂量输液,突发充血性心力衰竭。 **案例**:患者下肢静脉血栓脱落,导致肺栓塞。

附　录

附录一　临床重点专科护理建设项目评估标准

必要条件 (不达标一票否决)		医院近三年未发生二级以上医疗事故(护理原因造成护理方负主要责任)	
序号	评估内容	评估标准修改	备注
一		专科建设与管理(6条)	
1.1	专科建设发展规划 医院近三年未发生二级以上医疗事故(护理原因造成护理方负主要责任)	1.1.1 有完善和可行的全院护理发展规划(3~5年)，有年度计划和总结，思路清晰、目标明确。	提供佐证材料
1.2	专科建设管理组织	1.2.1 根据医院的功能任务建立完善的护理管理组织体系，管理制度和落地机制完善，并取得显著成效。建立院-(科)-病区层级的护理质量管理委员会，定期组织沟通讨论，督导护理质量管理工作。	提供佐证材料
		1.2.2 依据法律法规，行业指南、标准，科学制定护理制度、常规和操作规程，定期修订(3~5年)。	提供佐证材料

续表

序号	评估内容	评估标准修改	备注
1.3	医院政策支持	1.3.1 医院出台并落实扶持护理专科建设发展的政策和支持措施，设立专项资金。	提供佐证材料
		1.3.2 医院主管领导每半年有研究并解决护理专科建设中存在的问题。	提供佐证材料
		1.3.3 医院配套资金到位，管理和使用符合要求。	提供佐证材料
二		学科队伍建设(7条)	
2.1	人力资源情况	2.1.1 全院护士配置达到相关标准要求，满足医院临床护理工作需要。三级医院全院护士总数与实际开放床位比不低于0.8∶1；临床一线护士占全院护士比例≥95%；医护比不低于1∶2；病房实际床位数与病房护士数的比例≥1∶0.6；重症监护实际开放床位与护士数比达到1∶2.5~1∶3；手术室护士与开放手术间之比≥3∶1；母婴同室、新生儿床护比≥1∶0.6；NICU、PICU床护比达到1∶1.5~1∶1.8。	提供佐证材料
		2.1.2 护士学历职称结构：省级：护士大专及以上护士占比≥70%，其中本科及以上护士占比≥20%，硕士及以上护士占比≥0.5%；高级专业技术职称占比≥5%，中级专业技术职称及以上占比≥30%。	提供佐证材料
2.2	学科带头人能力与影响力	2.2.1 学术地位： 省级：①具有正高职称；②担任湖南省护理学会/湖南省护理质量控制中心委员及以上职务，或担任省级及以上护理学术杂志编委或审稿专家。 2.2.2 临床能力：①主持专科查房≥4次/年；②主持/指导开展新技术新业务≥2项。 2.2.3 教学科研水平： 省级：①指导毕业硕士生2人及以上；②承担省部级及以上课题≥2项；③以第一/通讯作者发表SCI或北大核心期刊论文≥2篇；④应邀在省级及以上学术会议上作学术报告≥1次/年。	提供佐证材料

续表

序号	评估内容	评估标准修改	备注
2.3	人才培养情况	2.3.1 近5年专科护士培养：**省级**：每个专科领域各培养2名以上专科护士。市级：有10个以上专科领域各培养1名以上专科护士。县级：有2个以上专科领域各培养1名以上专科护士。	提供佐证材料
		2.3.2.1 有计划地开展护理管理人员规范化培训，二级以上医疗机构的护理管理人员参加省级培训达到90%以上。 2.3.2.2 参照《新入职护士培训大纲(试行)》的要求，所有三级综合医院的新入职护士均参加培训。	提供佐证材料
		2.3.3 近5年护士参加培训/进修情况：**省级**：参加省级及以上国内外培训/进修人员占比≥2%。 2.3.4 近5年参加学术交流情况：参加国家级、省级学术组织主办的学术会议交流的护士人数：**省级**≥10人/年。	提供佐证材料
2.4	护士执业情况	2.4.1 护士持证上岗率达到100%，注册有效率达到100%，护士离职率≤5%。	提供佐证材料
三		专科服务能力与水平(10条)	
3.1	护理质量控制体系	3.1.1 建立护理质量指标管理为导向的护理质量管理体系。建立护理质量控制关键指标(结构指标、过程指标、结果指标)，利用信息化手段，定期监测、分析、整改和持续改进。	提供佐证材料病房查看
		3.1.2 建立全面质量管理和持续改进机制，运用现代质量管理工具和科学方法不断改进临床护理质量，每年提供≥2项护理质量改善项目。	提供佐证材料

续表

序号	评估内容	评估标准修改	备注
3.2	临床护理质量与安全	3.2.1 实行责任制整体护理模式： ①病房实行责任制分工方式，根据患者病情、护理难度和技术要求，对护士合理分工；②责任护士职责清晰，分工实现扁平化，有资质的护士独立分管患者；③每名责任护士平均负责患者数量一级护理不超过8个；④护理工作量或一级护理患者数明显增加的病房，实施护理人员弹性调配；⑤护士排班体现根据患者病情和尊重护士意愿，减少交接班次数；保证夜班、节假日的护理人力。	现场查看
		3.2.2 专科护理要求： ①病情观察与评估：将病情观察与评估融入日常护理工作中，及时发现病情变化并进行处理。 ②晨晚间护理：床单位整洁，患者体位舒适、清洁；将病情观察、健康教育（用药、疾病、活动等）等融于晨晚间护理中。 ③危重患者护理措施到位。各种管道护理措施正确；预防压力性损伤、肺部感染、泌尿系感染等并发症措施到位，无护理不当造成的并发症。 ④交接班流程规范，重点交接危重、手术、新入院或转入、外出诊疗、情绪不稳定与需要特殊护理的患者。 ⑤心理护理与人文关怀：将心理护理与人文关怀融入日常护理工作中。 ⑥出院护理：进行个性化出院指导，落实出院前健康教育，效果好，如服药、饮食、活动、随访、定期复查等。	现场查看
		3.3.3 专科护士能力要求： ①护士经过专业培训和考核，具备岗位胜任力。 ②护士能够熟练、正确使用各种抢救设备，掌握各种抢救技能，包括心肺复苏、经外周中心静脉置管（PICC等）、动脉穿刺、电复律、呼吸机使用、血液净化和创伤急救护理等技能。	现场查看 提供佐证材料

续表

序号	评估内容	评估标准修改	备注
3.2	临床护理质量与安全	3.3.4 风险评估与管理： ①有临床护理操作技术常见并发症的预防与处理规范，落实到位。 ②有紧急意外情况的护理应急预案和处理流程，有培训、有演练，护士掌握好。防范与减少患者跌倒、坠床、非计划性拔管、用药错误、药物外渗等意外事件发生。 ③有压力性损伤风险评估与报告制度、诊疗及护理规范，压力性损伤评估、预防与处理落实到位。	现场查看 提供佐证材料
		3.3.5 护理安全(不良)事件管理： 护理安全(不良)事件管理委员会健全，实施非惩罚性不良事件管理；有主动报告医院安全(不良)事件的制度与流程；有年报告数量要求并进行季度、年度分析；对重大安全(不良)事件要有根本原因分析；有警示教育；追踪二级及以上不良事件案例≥1例。	现场查看 提供佐证材料
3.3	专科护理特色	3.3.1 近5年开展专科特色护理不少于5项，创新护理管理和专科护理模式，成效显著。	提供佐证材料
3.4	患者满意度	3.4.1 住院患者护理服务满意度≥90%；门诊患者满意度≥90%。	湖南省卫健委相关系统数据
3.5	临床护理信息系统	3.5.1 有医嘱处理系统、护理文件书写系统和护理不良事件上报系统，体现专科特色，保障护理服务便捷。	现场查看
四		辐射能力(4条)	
4.1	对口帮扶与适宜技术推广	4.1.1 近5年帮扶医院数量不少于3家；派出到下级医院或基层医疗机构开展技术帮扶的人次增加≥15人次(含巡讲、会诊、培训)。推广到同级医院或基层医疗机构的专科适宜技术项目数增加2~3项(被推广的技术能开展)。	提供佐证材料

续表

序号	评估内容	评估标准修改	备注
4.2	培养下级医院专科护理人员	4.2.1 近5年每年接受同级或下级医院进修、短期培训(时间不少于3个月)的护士人数增加至少20人次。	提供佐证材料
4.3	学术交流	4.3.1 近5年受邀在各级学术会议上进行学术报告、学术成果交流的次数：省级≥20次。	提供佐证材料
4.4	继续教育项目和专科培训班	4.4.1 近5年主办/承办国家级、省级、市级或其他继续教育项目：省级≥10项。	提供佐证材料
五		科研与教学(3条)	
5.1	创新能力与水平	5.1.1 近5年： 省级：创新项目(技术、管理、服务或专利)≥3项。	提供佐证材料
5.2	科研能力	5.2.1 近5年： 省级：获得省部级及以上课题数至少2项，发表SCI论文≥1篇，获得省级以上科研成果≥1项或以第一作者或通讯作者制定省级及以上相关护理行业标准、指南、共识、规范≥1项。	提供佐证材料
5.3	临床教学	5.3.1 新入职护理人员培训考核合格率100%；承担大专生、本科生、研究生临床教学指导工作(非教学医院，可纳入进修生、规培生培养)。	提供佐证材料

备注：评估结果分3种：合格、延缓评估和不合格。

评估标准与分配比例："评估结果"分为A、B、C三等。每个条目全部达到"评估标准"要求的评为"A"，达不到的评为"C"，未达到的可评为"B"。本标准共30项子条目：

①评估为"合格"要求："A"≥24项(约80%)，"B"≤4项(约14%)，"C"≤2项(约6%)；

②评估为"延缓评估"要求："A"≥20项(约66%)，"B"≤4项(约14%)，"C"≤6项(约20%)。

附录二　湖南省优质护理服务评价细则

1. 医院高度重视和支持护理工作

项目	基本要求	评价要点	档次	评价方法
1-1 领导重视	医院将优质护理服务工作作为"一把手"工程，有专门组织机构，有切实可行的方案，明确各部门职责分工，实施目标管理	各项指标符合要求： 1. 有在院长(或副院长)领导下的优质护理服务领导小组，有具体可行方案 2. 有护理工作中长期规划和年度计划，与医院总体规划和护理发展方向一致；规划中体现优质护理服务特别是落实责任制整体护理和实施护理岗位管理的目标、规划；有年度计划、具体实施方案	C	实地查看优质护理服务的开展落实情况；访谈分管院长优质护理工作的开展情况，存在问题分析，对策，解决进度；护士长以上护理管理者知晓优质护理服务的相关内容；查阅规划、计划、方案、总结，落实情况的检查考核、追踪分析和改进措施
		符合"C"，并： 1. 有措施保障落实优质护理，实现护理工作中长期规划，有效执行年度计划并有总结 2. 相关人员知晓规划、计划、方案的主要内容 3. 医院各有关部门分工明确，支持措施有力	B	
		符合"B"，并： 1. 有对规划、计划、方案落实情况的追踪分析，持续改进护理工作 2. 优质护理服务病房覆盖率100%	A	
1-2 护士数量	护士人力资源配备与医院功能、任务及规模一致，满足护理工作需求	各项指标符合要求： 1. 护士人力资源配备与医院的功能、任务及规模一致 (1) 临床护理岗位的护士数量占护士总数≥90% (2) 医院病房护士总数与实际开放床位比不低于0.4∶1 (3) ICU护士与实际床位之比不低于2.5∶1~3∶1 (4) 手术室护士与开放手术间之比不低于3∶1	C	实地查看护士配置比例是否符合要求；查看技术要求高、风险较大、工作量大的科室，实际护士人力配置是否符合要求；科室各班次的责任护士结构和数量是否搭配合理、科学

续表

项目	基本要求	评价要点	档次	评价方法
1-2 护士数量	护士人力资源配备与医院功能、任务及规模一致,满足护理工作需求	符合"C",并: 1. 基于护理工作量配置护士,满足护理工作需求 2. 病房护士总数与实际开放床位比不低于0.5:1(床位使用率≥93%) 3. 病房护士总数与实际开放床位比不低于0.6:1(床位使用率≥96%,平均住院日小于10天) 4. 按需配置护理员,护理员培训合格后上岗,明确职责和范围	B	**访谈**护士对科室护士人力配置是否了解;**查阅**护士花名册,是否数量配备合理;查看护理员上岗证和培训记录
		符合"B",并: 1. 能够依据专业特点和岗位需求,合理配置护理人力资源,效果良好	A	
1-3 仪器设备	护理工作所需的必备仪器、设备等落实到位,处于完好状态,有保障制度、流程、预案	各项指标符合要求: 1. 护理工作所需的必备仪器、设备等落实到位,处于完好状态 2. 有保障常用仪器、设备和抢救物品使用的制度与流程	C	**实地查看**各科护理工作所需的仪器设备配备情况,医院对临床护士正确使用仪器设备的培训记录和定期维护记录;**查看**护士日常仪器设备维护记录和操作正确性;有应急预案演练记录或仪器设备故障处理流程;**访谈**护士对常用仪器、设备意外情况的处理
		符合"C",并: 1. 护士按照使用制度与操作规程熟练使用输液泵、注射泵、监护仪、除颤仪、吸引器等常用仪器和抢救设备 2. 对使用中可能出现的意外情况有处理预案及措施	B	
		符合"B",并: 1. 护士知晓仪器、设备意外情况的处理流程与预防措施	A	

续表

项目	基本要求	评价要点	档次	评价方法
1-4 后勤保障	后勤部门和辅助科室加大对护理工作的支持和保障力度，形成全院工作服务于临床的格局	各项指标符合要求： 1. 有后勤部门和辅助科室加大对护理工作的支持和保障的制度及落实情况	C	**实地查看**后勤部门和辅助科室为临床提供服务的相关制度及落实情况；**访谈**病区护士，了解后勤部门、辅助科室服务临床的及时性和有效性，**访谈**患者对给药服务和饮食服务的满意度
		符合"C"，并： 1. 病房每床单元设备应符合《医疗机构基本标准》要求，后勤服务到病区，保证物资供应和设施完好 2. 设备科定期下临床保养、维修设备 3. 药剂科主动为住院病人单剂量摆药，送药到病房 4. 医学影像科、消毒供应中心、营养部等部门能主动为临床服务	B	
		符合"B"，并： 1. 临床医护人员对上述支持和保障措施满意	A	
1-5 信息系统	医院信息系统能够为临床护理服务提供支持	各项指标符合要求： 1. 有临床信息系统，建立基于电子病历的医院信息平台 2. 建立基于医院信息平台的护士工作站，包括医嘱处理、护理评估和护理记录等系统，能满足临床护理需求	C	**实地查看**信息系统的使用情况；**访谈**护士，了解信息系统使用是否便捷、安全、有效率
		符合"C"，并： 1. 有门诊预约挂号系统 2. 有护理质量管理、护理不良事件管理、排班等护理管理系统	B	
		符合"B"，并： 1. 信息系统符合《基于电子病历的医院信息平台建设技术解决方案》有关要求，符合国家医疗管理相关管理规范和技术规范 2. 信息系统不断完善，满足临床护理和服务需求	A	

续表

项目	基本要求	评价要点	档次	评价方法
1-6 工作保障	有全院护士的薪酬、待遇、保障等制度，落实护理人员同工同酬，重视人文环境建设，护士能够获得与其从事的护理工作相适应的卫生防护与医疗保健服务，护士对本职工作满意度较高	各项指标符合要求： 1. 有护士相应岗位职业防护制度及医疗保健服务的相关规定 2. 有聘用护士薪酬、待遇、保险的相关制度、规定，并符合国家有关规定 3. 有保障护士实行同工同酬，并享有相同的福利待遇和社会保险（医疗、养老、失业保险）的制度 4. 护士知晓相关制度、规定 5. 护士每年离职率≤10%	C	**实地查看**护士工作环境，职业防护与医疗保健措施，医院薪酬、同工同酬落实情况；**查阅**人事处、财务处、护理部、科室护士薪酬的相关制度和记录，护士离职率，护士满意度调查等相关资料。**访谈**护士医院为护士提供防护、医疗保健措施的落实情况，对本职工作是否满意
		符合"C"，并： 1. 落实不同用工形式的护士同工同酬、同等福利待遇、社会保险等 2. 对临床护理岗位护士在奖金、晋升等方面有激励措施	B	
		符合"B"，并： 1. 护士对本职工作、工作环境和相应职业防护满意 2. 护士每年离职率≤5% 3. 三室一餐一休制度落实到位	A	

2. 实施科学护理管理

项目	基本要求	评价要点	档次	评价方法
2-1 组织体系	建立扁平化的护理管理组织体系，明确并落实护理管理职责	各项指标符合要求： 1. 根据《护士条例》和医院功能任务，实行扁平化的护理管理组织体系 2. 各级护理管理岗位有岗位说明，职责明确	C	**实地查看**病人陪检、治疗饮食、标本送检、药品物品送病区等落实情况，以评判其协调机制的有效性；**查阅**护理管理相关资料（护理管理组织构架图等）。**访谈**各级护理管理人员，岗位职责是否明确；临床护士对护理管理的满意度
		符合"C"，并： 1. 各层级护理管理者认真落实岗位职责 2. 三级医院护理部主任具有副主任护师及以上专业技术职称，二级医院护理部主任具有主管护师及以上专业技术职称，护理部主任组织协调能力强，熟悉相关标准、规章制度，有较强的临床工作和教学、科研能力 3. 护士长具有主管护师或3年以上护师专业技术职称，其中三级医院护士长具有主管护师及以上专业技术职称	B	
		符合"B"，并： 1. 优质护理服务管理体系有效运行	A	
2-2 相关制度	根据责任制整体护理要求，健全并定期更新护理管理制度、护理常规、服务规范和标准，并有效落实	各项指标符合要求： 1. 健全并定期更新护理管理制度、护理常规、服务规范和标准等	C	**实地查看**护理相关制度等如何落实、追踪、改进。**查阅**护理相关制度、规范及标准的培训记录
		符合"C"，并： 1. 公示服务规范、分级护理标准和服务内涵等，并能有效落实 2. 有培训计划，定期开展培训	B	
		符合"B"，并： 1. 对培训后的制度等的执行效果，有追踪与评价，有持续改进	A	

续表

项目	基本要求	评价要点	档次	评价方法
2-3 科学设岗	按照科学管理、按需设岗、保障患者安全和临床护理质量的原则合理设置护理岗位，明确岗位职责和任职条件	各项指标符合要求： 1.按照科学管理、按需设岗、保障患者安全和临床护理质量的原则合理设置护理岗位 2.根据岗位职责，结合工作性质、工作任务、责任轻重和技术难度等要素，明确岗位所需护士的任职条件 3.相关人员知晓本部门、本岗位的职责和任职条件	C	**实地查看**各岗位护士工作情况是否符合岗位工作标准；**访谈**护士岗位职责和任职条件；**查阅**医院护理岗位名录，各岗位说明书
		符合"C"，并： 1.护士的经验能力、技术水平、学历、专业技术职称应当与岗位的任职条件相匹配	B	
		符合"B"，并： 1.对护士岗位管理工作有追踪和评价，持续改进有成效	A	
2-4 护士调配	对护理人力资源实行弹性调配，动态管理	各项指标符合要求： 1.有为实行护理人力资源弹性调配的人员储备 2.各级护理管理部门有紧急护理人力资源调配的规定、有执行方案	C	**实地查看**病区护士长排班，病房护士数量和结构是否合理，是否以患者为中心实施人力资源弹性调配；**访谈**护士长其结合本专科特点、护士结构和数量、患者病情排班的思路，设计一个紧急事件情境，请护士长回答如何申请人力支援的流程；**查阅**相关规定和方案，包括节假日、突发事件、科室之间支援等；储备人员资质设定、储备人员的数量和名单、培训考核记录
		符合"C"，并： 1.对储备人员有培训、考核 2.根据收住患者特点、护理等级比例、床位使用率，在部分科室或部分专业实施人力资源弹性调配	B	
		符合"B"，并： 1.护士由护理部门统一调配，紧急情况下，人力调配到位 2.科室排班能结合任务工作量、患者病情需要等，并兼顾护士需求	A	

续表

项目	基本要求	评价要点	档次	评价方法
2-5 培训与考核	根据要求实施护士岗位培训及专科护士培训	各项指标符合要求： 1. 医院有新入职护士、在职护士、专科护士和护理管理者培训的方案 2. 有开展护士培训所需的师资、设备设施等资源保障 3. 有具体的培训安排、培训模块内容、经费保障和相关规定 4. 有护士在职继续教育培训与考评制度	C	**实地查看**日常训练相关设施、培训内容、结合临床，看专科护理人才的培养和使用情况；**查阅**护理部护士岗位培训的制度、培训内容、考核记录等，科室培训记录及护理部常规培训经费的预算和开支表，护部专科护士培养规划及使用制度，包括专科类别、数量、使用相关政策等；**访谈**护士接受培训的情况，培训效果等
		符合"C"，并： 1. 培训与考评结合临床需求，充分体现不同专业、不同岗位护士的特点，并与评优、晋升、薪酬挂钩 2. 根据临床需要，培养和使用专科护理人才 3. 专科护士在临床指导并参与疑难复杂患者专科护理	B	
		符合"B"，并： 1. 护士观察病情、操作技能及交流能力能达到责任护士的要求 2. 专科护士根据医院专科特点，定期或不定期举办相关专科培训，提升专科护理质量	A	
2-6 调动积极性	建立基于护理工作量、质量、难度、风险度、技术要求、患者满意度等要素的科学绩效考核和分配制度，调动护士积极性	各项指标符合要求： 1. 有基于护理工作量、质量、难度、风险度、技术要求、患者满意度等要素的绩效考核方案 2. 绩效考核方案制定应充分征求护士意见	C	**实地查看**绩效考核的落实情况；**访谈**护士对绩效考核的知晓情况及满意度；**查阅**护理部、科室两级护士绩效考核相关资料
		符合"C"，并： 1. 护士知晓绩效考核方案，知晓率≥80% 2. 绩效考核结果与护士的评先、评优、晋升、薪酬分配相结合	B	
		符合"B"，并： 1. 绩效考核方案能够体现优劳优得，多劳多得，调动护士积极性 2. 护士对绩效分配方案满意	A	

3. 改善临床护理服务

项目	基本要求	评价要点	档次	评价方法
3-1 落实责任制整体护理	3-1-1 实施"以患者为中心"的责任制整体护理，护士分管患者，在正确评估患者的前提下，知晓并掌握患者病情变化及护理重点，为患者提供专业、规范的护理服务	各项指标符合要求： 1. 根据"以患者为中心"的责任制整体护理模式，制定实施方案 2. 白班每位护士平均负责患者人数≤8人	C	**实地查看**责任制整体护理的落实及持续改进情况；所管患者的护理措施落实情况，是否符合整体护理需求，根据需求提供专业照顾、健康指导；责任护士平均分管患者人数是否多于8人；**访谈**相关管理人员指导与改进的机制；查阅检查资料
		符合"C"，并： 1. 护士了解分管患者病情及治疗的护理重点内容 2. 科室对落实情况进行定期检查，对存在问题有改进措施	B	
		符合"B"，并： 1. 熟练评估患者需求，采取针对性的护理措施 2. 主管部门对落实情况进行定期检查，评价、分析，对存在的问题，及时反馈，持续改进	A	
	3-1-2 为患者提供心理与健康指导服务	各项指标符合要求： 1. 有符合专业特点的健康教育、心理指导等资料，方便护士使用 2. 有多途径、多样化健康教育方式 3. 护士知晓专科健康教育主要内容	C	**实地查看**责任护士是否落实心理护理和健康指导，指导符合患者个性化需求；治疗饮食由医院统一配制，护士了解所管患者饮食要求并指导；指导方式多样，资料方便使用；**访谈**患者对指导内容掌握情况；查阅相关资料
		符合"C"，并： 1. 对健康教育内容及时更新 2. 能根据患者的需求提供适宜的指导内容和方式	B	
		符合"B"，并： 1. 健康教育效果良好	A	

续表

项目	基本要求	评价要点	档次	评价方法
3-1 落实责任制整体护理	3-1-3 深化优质护理服务模式	各项指标符合要求： 1. 在病房开展优质护理服务的基础上，在门（急）诊、手术室等部门开展优质护理服务，提升患者满意度 2. 有出院患者健康随访制度	C	**实地查看**门（急）诊、手术室等部门开展优质护理情况，访谈患者感受。医院是否开展延伸护理服务，是否开展出院病人电话随访及其记录，查看本病区每月随访比例不低于30%；**电话访谈**出院患者是否获得健康教育、慢病管理及用药指导等服务及满意度。**查阅**相关数据资料体现延伸护理服务发挥的作用
		符合"C"，并： 1. 出院患者通过电话随访等多形式能够获得健康教育、慢病管理及用药指导等服务	B	
		符合"B"，并： 1. 出院患者对健康随访满意 2. 积极开展延伸护理服务，对提升医院运行效率，降低医疗费用发挥作用	A	
3-2 满意度评价	病房管理有序，不依赖患者家属或家属自聘护工护理患者。患者对护理服务满意；医师对护士工作落实满意	各项指标符合要求： 1. 病房管理有序，不依赖患者家属或家属自聘护工护理患者，全面落实优质护理服务措施 2. 有优质护理服务的目标和内涵，相关管理人员知晓率≥80%，护士知晓率100%	C	**实地查看**护理措施是否具有专科特点，是否符合病人个性化的实际需求，**访谈**护士长或护士责任制整体护理模式内涵，小组制分工等相关内容；**随机询问**医师对优质护理的看法及对护士的满意度；**查阅**医院优质护理相关资料；3年内市级以上第三方患者满意度测评结果
		符合"C"，并： 1. 根据各专业特点，有细化、量化的优质护理服务目标和落实措施 2. 开展满意度调查 3. 定期听取患者及医护人员等多方意见和建议，持续改进优质护理服务	B	
		符合"B"，并： 1. 患者与医务人员满意度持续提高 2. 市级以上组织的第三方患者满意度≥90%	A	

4. 持续改进护理质量

项目	基本要求	评价要点	档次	评价方法
4-1 管理组织	4-1-1 有健全的护理质控体系，人员职责明确，实行目标管理	各项指标符合要求： 1. 有全院护理质量控制目标及各项护理质量标准并实施 2. 有年度护理质量与安全工作计划 3. 医院质量与安全管理委员会下设护理质量与安全管理组织，人员构成合理、职责明确	C	**访谈**护理管理人员对质控实施情况的了解；质控护士所在科室质控重点，每周如何落实、追踪、改进；**查阅**临床护理质量控制的相关标准及资料；**访谈**质量安全委员会成员，了解质控思路及管理措施
		符合"C"，并： 1. 护理质量与安全管理委员会定期召开会议 2. 设专职人员负责护理质量与安全管理 3. 护理质量和安全工作计划落实到位 4. 护士长负责落实本科室护理管理目标并按标准实施护理管理	B	
		符合"B"，并： 1. 主管部门对科室护理管理目标、护理质量有定期的检查、评价、分析、反馈，有整改措施	A	
	4-1-2 定期监测护理质量相关指标，对数据有分析并整改	各项指标符合要求： 1. 定期监测医院内跌倒/坠床、压疮、意外拔管、导尿管相关性感染、呼吸机相关性肺炎、血管内导管相关性血流感染、择期手术并发症（肺栓塞、深静脉血栓）的质量监控指标	C	**实地查看**护理质量相关监控指标的整改措施落实情况；**访谈**护士对护理质量相关监控指标的了解情况；**查阅**监测质量监控指标的资料
		符合"C"，并： 1. 对监控指标数据有分析，制订改进措施并落实	B	
		符合"B"，并： 1. 对改进后的监控指标数据有评价，改进有成效	A	

续表

项目	基本要求	评价要点	档次	评价方法
4-2 有效落实	4-2-1 有危重患者相关护理流程及应急预案，对危重患者有风险评估和安全防范措施	各项指标符合要求： 1. 有危重患者相关护理流程及应急预案 2. 护士知晓并掌握相关流程、预案的内容 3. 护士具备的技术能力；危重患者护理常规及抢救技能、生命支持设备操作、患者病情评估与处理、紧急处置能力等	C	**查阅**危重患者相关护理流程、应急预案等资料；**访谈**护士对危重患者相关护理流程、应急预案的知晓；**实地查看**危重患者各项护理措施的落实情况
		符合"C"，并： 1. 落实危重患者各项护理措施 2. 病危患者及时上报，并有指导、记录 3. 主管部门对落实情况进行定期检查，评价、分析，对存在问题及时反馈，并提出整改建议	B	
		符合"B"，并： 1. 危重患者无护理不当引起的相关并发症	A	
	4-2-2 有围手术期的护理常规及技术规范，工作流程及应急预案，并有效执行	各项指标符合要求： 1. 有患者围手术期护理常规及技术规范，工作流程及应急预案 2. 对患者及家属做好术前、术后的解释和教育工作	C	**实地查看**责任护士是否将围手术期常规、规范、流程、预案落实到位；**查阅**主管部门监查资料
		符合"C"，并： 1. 执行围手术期护理常规及技术规范，工作流程及应急预案	B	
		符合"B"，并： 1. 主管部门定期开展围手术期护理质量评价，改进相关工作 2. 围手术期患者无护理不当相关并发症	A	

续表

项目	基本要求	评价要点	档次	评价方法
4-2 有效落实	4-2-3 执行查对制度，能准确执行治疗、给药等护理服务	各项指标符合要求： 1. 有医嘱执行制度与处理流程 2. 有查对制度并提供符合相关操作规范的护理服务，有记录 3. 有观察、了解和处置患者用药与治疗反应的制度与流程 4. 护士知晓并掌握上述制度与流程的内容	C	**实地查看**责任护士落实查对制度、用药护理的过程，如有问题追溯三级护理质控过程；**查阅**相关资料
		符合"C"，并： 1. 执行查对制度、医嘱执行制度与处理流程 2. 遵医嘱正确提供治疗、给药等护理服务，观察、了解和处置患者用药与治疗反应	B	
		符合"B"，并： 1. 主管部门对落实情况进行定期检查，评价、分析，对存在问题及时反馈，改进有成效	A	
	4-2-4 遵照医嘱为患者提供符合规范的输血治疗服务	各项指标符合要求： 1. 有护理安全输血制度、输血查对制度、输血技术操作规范、输血流程 2. 有输血反应处理预案、报告、处理制度与流程	C	**实地查看**责任护士输血过程，看输血规范、流程、制度是否落实到位；**访谈**护士对输血规范、流程、制度的知晓；**查阅**输血记录与输血质控资料
		符合"C"，并： 1. 执行输血制度、规范、流程及应急预案 2. 在输血前严格执行双人查对签名制度，确保准确无误 3. 规范实施临床输血治疗，密切观察输血反应	B	
		符合"B"，并： 1. 输血不良反应及时上报，有分析、持续改进	A	

续表

项目	基本要求	评价要点	档次	评价方法
4-3 风险控制	4-3-1 有主动报告护理安全(不良)事件制度与激励、改进措施,有针对护理安全(不良)事件原因分析及改进机制	各项指标符合要求： 1. 实行非惩罚性护理安全(不良)事件报告制度,有护士主动报告的激励机制 2. 有多种途径便于护士报告护理安全(不良)事件 3. 有护理安全(不良)事件与医疗安全(不良)事件统一报告网络,统一管理	C	**实地查看**护理不良事件上报系统,护理不良事件报告有上报-分析-责任确认-系统整改-落实反馈等完整流程和制度；相关制度与流程是否有利于主动报告；**查阅**全院护理不良事件上报情况
		符合"C",并： 1. 护士对护理安全(不良)事件报告制度的知晓率100% 2. 护理安全(不良)事件有原因分析、改进措施、效果反馈 3. 定期对护士进行安全警示教育	B	
		符合"B",并： 1. 根据不良事件整改措施,改进有成效,同时修订护理工作制度或完善工作流程并落实培训	A	

续表

项目	基本要求	评价要点	档次	评价方法
4-3 风险控制	4-3-2 有护理风险防范措施及应急预案，如跌倒/坠床、压疮、管路滑脱、用药错误等	各项指标符合要求： 1. 对重点环节：包括患者用药、输血、治疗、标本采集、围术期管理、安全管理等有应急预案 2. 制定患者身份识别、治疗、用药、手术、预防感染、预防跌倒等各环节的安全工作程序和措施 3. 有全院统一的病区药品管理制度，病区药品账物相符，高危药物、高浓度电解质等单独存放，标识清楚	C	**实地查看**各项护理风险预防措施落实情况；以危重患者和特殊患者为重点，观察责任护士是否落实护理风险防范措施；药品的管理；**访谈**护士对护理风险防范措施知晓情况；**查阅**相关规定和预案培训及演练的相关资料
		符合"C"，并： 1. 应急预案有培训或演练 2. 护士掌握特殊检查和治疗后的观察及处理措施，预防坠床、跌倒、压疮措施落实到位 3. 护士配制化疗药、锐器处理、为隔离患者实施治疗及护理时防护措施到位	B	
		符合"B"，并： 1. 重点环节应急管理措施落实到位，紧急意外情况的应急预案及演练成效明显，并持续改进 2. 执行查对制度，避免用药错误、技术操作错误等	A	

续表

项目	基本要求	评价要点	档次	评价方法
4-3 风险控制	4-3-3 执行临床护理技术操作常见并发症的预防及处理规范	各项指标符合要求： 1. 有临床护理技术操作常见并发症的预防与处理规范 2. 有护理技术操作培训计划并落实到位 3. 护士熟练掌握口腔护理、静脉输液、各种注射、鼻饲等常见技术操作和并发症预防措施及处理流程	C	**实地查看**各项预防措施落实情况；组织低年资护士临床实践能力考核的相关制度和实施情况；**查阅**护理部相关资料
		符合"C"，并： 1. 将"临床护理技术操作常见并发症的预防与处理规范"相关要求的手册发至对应岗位的人员 2. 主管部门定期进行临床常见护理技术操作考核	B	
		符合"B"，并： 1. 对各科室落实"临床护理技术操作常见并发症的预防与处理规范"的成效有评价与持续改进	A	
4-4 护理文书质量	医院护理文书书写质量	各项指标符合要求： 1. 认真落实《卫生部办公厅关于在医疗机构推行表格式护理文书的通知》及《湖南省医疗机构护理文书书写规范（2015年版）》，结合本单位实际，完善医院护理文书书写规范、质量控制和考核标准	C	**查阅**护理文书资料，护士能够根据患者病情变化的主要问题进行记录，护士书写负担减轻。**访谈**护士对医院护理文书的看法
		符合"C"，并： 1. 护士书写护理文书工作量下降、书写负担减轻 2. 护理文书记录体现患者的病情变化、采取的护理措施及效果	B	
		符合"B"，并： 1. 护士有更多的时间回归临床和患者身边，为患者提供优质护理服务	A	

附录三 湖南省三级医院评审清单(护理质量保障与持续改进)

评审内容	分值	得分
第一步:【参加晨会交接班】		
评审专家随机抽查外科和内科系统2个病房晨会交接班。		
1. 参加晨会交接班人员有无迟到缺席。	0.5	
2. 交接班流程是否正确,内容与病区实际情况是否符合,值班医生对护士交班内容是否进行重点补充,护士长、主任对整个晨会交接是否进行点评,对重点特殊病人的诊疗是否提出意见。	1	
3. 通过现场查看或患者访谈,核查四级手术或危急重症患者床旁交接情况。	0.5	
4. 查阅评审期内科室交接班记录本,交接班内容是否完整,人员是否符合排班要求。	0.5	
5. 查阅科室值班人员排班表,核查值班人员身份、资质、人数、运行、值班时间是否符合要求。	0.5	
第二步:【现场追踪】		
1. 随机抽取1名疑难重症患者,参加床旁护理查房,参加人员是否体现层级管理,准备是否完善,站位、流程是否正确。	2	
2. 床旁查看分级护理情况落实,护理级别与病情是否相符合,与床头标识、医嘱单、一览表是否一致。	3	
3. 查看基础护理落实情况。皮肤及体腔清洁度、体位舒适度、病情观察及时性、导管固定安全性、生活护理是否及时到位。	4	
4. 查看危重患者护理常规落实情况。核实管道护理、专科护理、心理护理、健康宣教等落实情况。	4	
5. 核查该患者变更护理级别的依据,核验不同时段、不同班次、不同人员(责任护士、护理组长、护士长)护理级别与职责是否符合。	2	
6. 访谈该管床医生与责任护士,了解分级护理指导原则及规范情况。	1	
7. 访谈患者或家属,了解责任护士、护士长查看患者频率情况。	1	
8. 核实预防跌倒、压疮、导管脱落、药物外渗、窒息等并发症的落实情况。	3	

续表

评审内容	分值	得分
9. 随机抽取1名护士，考核该科室临床护理技术操作及常见预案的预防与处理规范。	3	
10. 现场考核护理操作1项，核查查对制度的落实。		
（1）双身份识别。	1	
（2）诊疗过程(医嘱、给药、操作、标本等)的查对。	2	
（3）访谈3名护士，考核重点患者、特殊人群的身份识别与查对。	1	
11. 随机抽取2名护士，考核紧急意外情况(如患者突发昏迷、心脏骤停、职业暴露等)执行护理应急预案和处理流程情况。	2	
12. 听取责任护士对该患者病情、治疗、常见并发症预防等护理措施的介绍，有体现动态评估。	1	
13. 有无上级护士进行有效补充和指导；有无护士长结合该专科先进、前沿技术对护理难点进行指导；有无护理管理委员会成员进行查房总结和点评。	1	
14. 查看该患者护理文书，核实护理文书书写质量。	1	
15. 追溯科室专科诊疗护理常规的制定与更新情况。	1	
第三步：【查阅资料】		
1. 查看该科室评审期内1例不良事件的系统管理情况。	2	
2. 查阅病区护理排班，核实护理人员的配置原则及弹性调配方案落实情况。	1	
3. 查看该科室护士技术档案护士资质是否符合医院护理人员资质管理制度和审核程序，是否落实依法执业。	2	
4. 查看该科室护士一览表，岗位设置、岗位职责、岗位技术能力和工作标准是否符合医院岗位管理制度。	3	
5. 访谈2名不同层级护士，了解护士职业晋升与临床护理能力、专业技术水平、工作年限、职称和学历挂钩情况。	3	
6. 查看评审期内该科护士奖励性绩效发放表，核查是否体现护理工作量、质量、患者满意度、护理难度、技术要求等要素。访谈3名护士对绩效考核的满意度。	3	
7. 查看该科评审期内优秀护士、职称晋升护士、晚夜班最多的三类护士的绩效是否体现多劳多得、优绩优酬。	2	

续表

评审内容	分值	得分
8. 访谈科室护士长，了解医院是否根据业务发展、岗位需求和护士职业成长规律制定护理人员在职继续医学教育计划和保障措施等情况。	2	
9. 访谈护理部主任及护理管理委员会委员。		
(1)了解紧急状态下调配护理人力资源预案。	1	
(2)查看评审期内医院护理人力资源调配台账。	1	
(3)查看评审期内新入职护士岗前培训落实情况。	2	
(4)落实专科护理培训要求，医院专科护理人才数量每年递增。	2	
(5)听取卓越护理服务措施与成效情况汇报。	1	
10. 听取分管院领导关于护理质量管理体系建设、培训、专科护理开展、护理规划等情况汇报，是否符合护理管理委员会的指导下的三级或二级管理层，对医院总体规划和护理学科发展方向有无规划，是否有效执行，有无总结评价。	2	
11. 查看医院年度计划、党委会或院长办公会专题讨论的相关内容，有无定期研究护理质量与安全问题，是否提出改进策略并落实；有无根据法律法规和行业标准、指南定期修订医院护理制度、护理常规和操作规程的讨论记录。	2	
第四步：【延伸追踪】		
1. 抽查1个无菌包，追溯消毒供应中心		
(1)无菌包内医疗器械清洗、消毒、灭菌效果监测操作流程是否符合标准要求。	1	
(2)访谈1名护士，了解手术植入物与外来医疗器械清洗、消毒、灭菌和监测流程。	2	
(3)核查主管部门(护理部、院感部门)对消毒供应中心定期进行督导、分析、反馈，提出整改意见并落实持续改进的资料。	1	
(4)查看消毒供应中心排班表是否体现岗位管理与分级管理。	1	
2. 前往手术室，从手术等候区跟随一名即将进入手术间的患者。		
1)追溯患者交接、安全核查、安全用药、手术物品清点、标本管理等护士履职情况。	2	
(2)访谈1名手术专科护士，了解患者术中大出血等急诊急救护理流程	2	

续表

评审内容	分值	得分
（3）访谈护士长，了解操作常规及应急预案演练和培训情况。	2	
3. 前往新生儿室，随机抽查2名新生儿。		
（1）查看新生儿腕带佩戴情况，访谈2名护士，了解新生儿身份识别执行情况。	1	
（2）核查新生儿暖箱、奶瓶、奶嘴等消毒落实情况。	1	
（3）访谈护士长，了解新生儿室应急演练及培训情况。	2	

注：评审专家在内、外科同步检查评分，取平均分。医疗质量安全核心制度中分级护理制度、查对制度的评审内容和分值10分，融入此表中。

参考文献

[1] 唐玲,皮远萍,伍青,邓本敏,徐灵莉,刘芳容,张照莉.三级双路径护理质量管理模式的实践与成效[J].护理管理杂志,2018,18(9).

[2] 施鸿怡,章静,张燕双.护理信息系统构建护理质量结构化体系的临床实践[J].临床护理杂志,2022,21(4).

[3] 么莉.《护理敏感质量指标实用手册(2016版)》[M].北京:人民卫生出版社.2016:5-50.

[4] 张丽秀,樊落,李琳,王雪,魏婧昀,冯兰棱.急诊护理质量敏感指标的构建研究[J].护理报,2021,28(13).

[5] 蔡卫新,尹志科,张冉,苗亚杰,陆朋玮,李京连.脑卒中患者护理质量控制系统的构建及应用研究[J].中华护理杂志,2020,55(11).

[6] 石海宁,陈玲,周丽静,王黎.乳腺癌术后患者快速康复护理敏感质量指标体系的构建[J].护理学报,2022,29(15).

[7] 陶维玲,王青.ERAS理念下护理敏感指标监测对胃肠肿瘤围手术期护理质量的影响研究[J].当代护士(上旬刊),2021,28(3).

[8] 褚秀美,周海清,马若云,张明华,刘蕾,杜鹃,王明雪.基于循证构建围手术期肺功能康复护理质量敏感指标体系[J].中国实用护理杂志,2020,36(29).

[9] 肖萍,彭小琼,邓丽君,彭莉,黎小霞,黄天雯.骨科护理质量敏感指标在专科护理持续质量改进的应用[J].护理学杂志,2020,35(9).

[10] 郑桃.糖尿病视网膜病变护理质量评价指标体系的构建[D].江苏大学,2021.

[11] 汪珍,李惠萍,江梅.口腔门诊专科护理敏感质量指标的构建[J].中国实用护理杂志,2022,38(14).

[12] 秦雪,魏万宏,唐起岚,杨彩侠,王忠祥.循证视角下脑卒中护理敏感质量指标构建及现存问题探讨[J].护理研究,2020,34(13).

[13] 汤天娟,焦薇,万蓉,孙静.呼吸内科重症护理质量敏感指标构建与实施效果观察[J].中华现代护理杂志,2022,28(24).

[14] 冯亚新,杨春玲,吕婷婷,周爱霞,么莉,李振香,徐建鸣,侯岩芳,赵爱萍,崔晓宁,杜鹃,宋霈霈,周艳丽,杨兰菊,杨琳琳.心血管内科护理质量控制指标构建与应用[J].中国卫生质量管理,2022,29(10).

[15] 田梦莹.应用临床护理路径的老年不稳定型心绞痛患者护理质量评价指标的构建[D].重庆医科大学,2020.

[16] 杨会,范清,谢丹红,赵红莉,汪永华,思娇娇.消化内科护理质量敏感性指标体系的构建[J].护理学报,2018,25(15).

[17] 徐加.肾内科临床护理质量评价体系的构建[J].护理研究,2017,31(28).

[18] 靳迎,杨瑾,邢伟,卫晶晶.恶性血液病护理质量敏感指标的构建[J].中华现代护理杂志,2020,26(11).

[19] 朱珠,樊雪梅,周春秀,周晖,周文胜,丁丰美.助产及产科护理质量敏感指标体系的构建[J].护理管理杂志,2021,21(11).

[20] 林梦,马晶晶,陈秋蓉,陆凤.血液肿瘤患儿专科护理质量敏感指标体系的构建[J].中华现代护理杂志,2022,28(6).

[21] 梁瑞婷,冯凤,李平,高瞻,翟燕,徐龙猛,张树光.中医护理质量敏感指标的构建[J].中华护理杂志,2021,56(10).

[22] 郭丽丽.基于三维质量结构理论的介入手术室护理质量敏感指标体系构建及应用[D].内蒙古医科大学,2020.

[23] 卞伟峰,辛玲,伏瑜,高蓓蓓.构建手术室护理质量敏感指标体系[J].中国卫生质量管理,2020,27(5).

[24] 尤黎明,吴瑛.内科护理学[M].北京:人民卫生出版社,2022.03.

[25] 桂莉,金静芬.急危重症护理学[M].北京:人民卫生出版社,2022.06.

[26] 陶子荣,唐云红,范艳竹,蒋艳.神经外科专科护理[M].北京化学工业出版社,2021.

[27] 蔡卫新,贾金秀.神经外科护理学[M].北京人民卫生出版社,2019.

[28] 王耀辉,徐德保,丁玉兰,实用专科护士丛书神经内科、神经外科分册,长沙:湖南科学技术出版社,

[29] 李小寒,尚少梅.基础护理学.北京:人民卫生出版社,2022.

[30] 吴欣娟,马玉芬,张毅主编.神经外科重症护理管理手册.北京:人民卫生出版社,2017.

[31] 赵继宗主译.神经外科手册原著第9版.江苏:江苏凤凰科学技术出版社,2021.5.

[32] 贾建平,陈生弟主编.神经病学第8版.北京:人民卫生出版社,2018.

[33] 徐德保,唐红云.神经外科护理查房[M].北京化学工业出版社,2020.

[34] 于卫华,潘爱红.护理常规.2版.中国科学技术大学出版社,2022.

[35] 杨宝峰,陈建国.药理学[M].9版.北京:人民卫生出版社,2018.

[36] 王晓军,孟祥磊.心血管系统疾病治疗药物处方集,人民卫生出版社,2019.

[37] 李丽红.泌尿外科护理[M].北京:人民卫生出版社,2018.

[38] 孙颖浩,吴阶平.泌尿外科学[M].北京;人民卫生出版社,2019.

[39] 李乐之,路潜.,外科护理学[M].第七版.北京:人民卫生出版社:2021.169-172.

[40] 侯建全,实用泌尿外科学[M].3版.北京:人民卫生出版社,2019.

[41] 周阳,张玉梅,贺爱兰,高远.骨科专科护理[M].北京:化学工业出版社,2020.1.

[42] 耿小凤,田梓蓉.耳鼻咽喉头颈外科专科护理[M].北京:人民卫生出版社2021.

[43] 孙红,张罗.耳鼻咽喉头颈外科学[M].北京:人民卫生出版社2018.

[44] 吴英,朱岭梅.烧伤的急救与护理[M].北京:人民卫生出版社,2018.

[45] 谢卫国,王荣.烧伤外科临床指南[M].武汉:武汉大学出版社,2020.

[46] 柴家科,杨红明.实用烧伤外科学[M].北京:人民军医出版社,2014.

[47] 吴欣娟,杨莘,程云,老年专科护理:人民卫生出版社,2022.

[48] 尤黎明,吴瑛主编,内科护理学7版-北京:人民卫生出版社,2022.

[49] 袁钻云,张欣选,王雅娴.呼吸内科住院患者护理高危风险预控制体系的构建研究[J].护理实践与研究,2016,13(21).

[50] 吴欣娟,李庆印,童素梅.心血管专科护理[M].北京:人民卫生出版社,2022.

[51] 韩辉武,赖娟.心血管内科专科护理[M].北京:化学工业出版社,2022.

[52] 陈小良 李建忠 消化道出血诊断与治疗学[M].北京:科学出版社,2010.

[53] 国家药典委员会编.中华人民共和国药典[M].北京：中国医药科技出版社,2020年.
[54] 中华医学会糖尿病学会,中国2型糖尿病防治指南(2020年版).[J].中华内分泌代谢杂志,2021,4,37,4：311-398.
[55] 赵芳,《2022年胰岛素皮下注射》团体标准(中华护理学会团体标准).
[56] 何芳,基于TeamSTEPPS的两例胰岛素用药错误原因分析及改进.[J].中国卫生质量管理,2022,7,29,7：71-74.
[57] 丁炎明,王兰,曹立云.肾脏内科护理工作指南[M].北京：人民卫生出版社,2015.
[58] 丁淑珍,李平.肾内科临床护理[M].北京：中国协和医科大学出版社,2021.
[59] 徐波,陆宇晗 肿瘤专科护理,北京：人民卫生出版社,2018.
[60] 吴蓓雯,肿瘤专科护理,北京：人民卫生出版社,2014.
[61] 强万敏,姜永亲.肿瘤护理学,天津：天津出版传媒集团,2016.7.
[62] 崔焱,张玉侠.儿科护理学第7版[M].北京：人民卫生出版社,2021.
[63] 张玉侠.实用新生儿护理学[M].北京：人民卫生出版社,2015.
[64] 范玲.新生儿护理规范[M].北京：人民卫生出版社,2019.
[65] 封志纯,王自珍.危重新生儿护理[M].北京：人民卫生出版社,2019.
[66] 吴丽元,周乐山.儿科静脉输液治疗临床护理实践[M].北京：科学出版社,2022.
[67] 邵肖梅,叶鸿瑁,丘小汕.实用新生儿学[M].北京：人民卫生出版社,2018.
[68] 陈自励,李凤英.新生儿临床用药[M].北京：人民卫生出版社,2008.
[69] 高红梅、张琳琪.儿科分册(实用专科护士丛书).长沙：湖南科学技术出版社,2013.
[70] 赵祥文,肖政辉.儿科急诊医学第5版.北京：人民卫生出版社,2022.4.
[71] 丁淑贞,倪雪莲 儿科护理学·高级护师进阶 北京：中国协和医科大学出版社,2019.
[72] 陈翔,陈顺烈,黄汉津,儿科药物手册 北京：科学出版社,2002.
[73] 郑显兰,儿科危重症护理学.北京：人民卫生出版社,2015.
[74] 安力彬,陆虹.妇产科护理学[M].第7版.北京：人民卫生出版,2022.01.
[75] 黄金,李乐之.常用临床护理技术操作并发症的预防及处理,人民卫生出版社,2021.
[76] 中华护理学会,T/CNAS 25-2023 胸腔闭式引流护理.
[77] 中华护理学会静脉输液治疗专业委员会,静脉导管常见并发症临床护理实践指南,2022.
[78] 黄健,张旭.中国泌尿外科和男科疾病诊断治疗指南,科学出版社,2022.
[79] 尤黎明,吴瑛.内科护理学[M].北京：人民卫生出版社,2022.03
[80] 桂莉,金静芬.急危重症护理学[M].北京：人民卫生出版社,2022.06.
[81] 陶子荣,唐云红,范艳竹,蒋艳.神经外科专科护理[M].北京化学工业出版社,2021.
[82] 蔡卫新,贾金秀.神经外科护理学[M].北京人民卫生出版社,2019.
[83] 王耀辉,徐德保,丁玉兰,实用专科护士丛书神经内科、神经外科分册,长沙：湖南科学技术出版社.
[84] 李小寒,尚少梅.基础护理学.北京：人民卫生出版社,2022.
[85] 吴欣娟,马玉芬,张毅主编.神经外科重症护理管理手册.北京：人民卫生出版社,2017.
[86] 赵继宗主译.神经外科手册原著第9版.江苏：江苏凤凰科学技术出版社,2021.5.
[87] 贾建平,陈生弟主编.神经病学第8版.北京：人民卫生出版社,2018.
[88] 徐德保,唐红云.神经外科护理查房[M].北京化学工业出版社,2020.
[89] 于卫华,潘爱红.护理常规.2版.中国科学技术大学出版社,2022.
[90] 杨宝峰,陈建国.药理学[M].9版.北京：人民卫生出版社,2018.
[91] 王晓军,孟祥磊.心血管系统疾病治疗药物处方集,人民卫生出版社,2019.
[92] 李丽红.泌尿外科护理[M].北京：人民卫生出版社,2018.
[93] 孙颖浩,吴阶平.泌尿外科学[M].北京：人民卫生出版社,2019.

[94] 李乐之, 路潜., 外科护理学[M].第七版.北京：人民卫生出版社：2021.169-172.

[95] 侯建全, 实用泌尿外科学[M].3版.北京：人民卫生出版社, 2019.

[96] 周阳, 张玉梅, 贺爱兰, 高远.骨科专科护理[M].北京：化学工业出版社, 2020.1.

[97] 耿小凤, 田梓蓉.耳鼻咽喉头颈外专科护理[M].北京：人民卫生出版社2021.

[98] 孙红, 张罗.耳鼻咽喉头颈外科学[M].北京：人民卫生出版社2018.

[99] 吴英, 朱岭梅.烧伤的急救与护理[M].北京：人民卫生出版社, 2018.

[100] 谢卫国, 王荣.烧伤外科临床指南[M].武汉：武汉大学出版社, 2020.

[101] 柴家科, 杨红明.实用烧伤外科学[M].北京：人民军医出版社, 2014.

[102] 吴欣娟, 杨莘, 程云, 老年专科护理：人民卫生出版社, 2022.

[103] 尤黎明, 吴瑛主编, 内科护理学7版-北京：人民卫生出版社, 2022.

[104] 袁钻云, 张欣选, 王雅娴.呼吸内科住院患者护理高危风险预控制体系的构建研究[J].护理实践与研究, 2016, 13(21)：97-98, 99.DOI：10.3969/j.issn.1672-9676.2016.21.039.

[105] 吴欣娟, 李庆印, 童素梅.心血管专科护理[M].北京：人民卫生出版社, 2022.

[106] 韩辉武, 赖娟.心血管内科专科护理[M].北京：化学工业出版社, 2022.

[107] 陈小良 李建忠 消化道出血诊断与治疗学[M].北京：科学出版社, 2010.

[108] 国家药典委员会编 中华人民共和国药典[M].北京：中国医药科技出版社, 2020.

[109] 中华医学会糖尿病学会, 中国2型糖尿病防治指南(2020年版).[J].中华内分泌代谢杂志, 2021, 4, 37, 4：311-398.

[110] 赵芳, 《2022年胰岛素皮下注射》团体标准(中华护理学会团体标准).

[111] 何芳, 基于TeamSTEPPS的两例胰岛素用药错误原因分析及改进.[J].中国卫生质量管理, 2022, 7, 29, 7：71-74.

[112] 丁炎明, 王兰, 曹立云.肾脏内科护理工作指南[M].北京：人民卫生出版社, 2015.

[113] 丁淑珍, 李平.肾内科临床护理[M].北京：中国协和医科大学出版社, 2021.

[114] 徐波, 陆宇晗.肿瘤专科护理, 北京：人民卫生出版社, 2018.

[115] 吴蓓雯.肿瘤专科护理, 北京：人民卫生出版社, 2014.

[116] 强万敏, 姜永亲.肿瘤护理学，天津：天津出版传媒集团, 2016.7.

[117] 崔焱, 张玉侠. 儿科护理学第7版[M].北京：人民卫生出版社, 2021.

[118] 张玉侠.实用新生儿护理学[M].北京：人民卫生出版社, 2015.

[119] 范玲.新生儿护理规范[M].北京：人民卫生出版社, 2019.

[120] 封志纯, 王自珍.危重新生儿护理[M].北京：人民卫生出版社, 2019.

[121] 吴丽元, 周乐山.儿科静脉输液治疗临床护理实践[M].北京：科学出版社, 2022.

[122] 邵肖梅, 叶鸿瑁, 丘小汕.实用新生儿学[M].北京：人民卫生出版社, 2018.

[123] 陈自励, 李凤英.新生儿临床用药[M].北京：人民卫生出版社, 2008.

[124] 高红梅、张琳琪.儿科分册(实用专科护士丛书).长沙：湖南科学技术出版社, 2013.

[125] 赵祥文、肖政辉.儿科急诊医学第5版.北京：人民卫生出版社, 2022.4.

[126] 丁淑贞、倪雪莲 儿科护理学·高级护师进阶 北京：中国协和医科大学出版社, 2019.

[127] 陈翔, 陈顺烈, 黄汉津, 儿科药物手册 北京：科学出版社, 2002.

[128] 郑显兰, 儿科危重症护理学 北京：人民卫生出版社, 2015.

[129] 安力彬、陆虹.妇产科护理学[M].第7版.北京：人民卫生出版, 2022.01.

[130] 黄金, 李乐之.常用临床护理技术操作并发症的预防及处理, 人民卫生出版社, 2021.

[131] 中华护理学会, T/CNAS 25-2023 胸腔闭式引流护理.

[132] 中华护理学会静脉输液治疗专业委员会, 静脉导管常见并发症临床护理实践指南, 2022.

[133] 黄健、张旭.中国泌尿外科和男科疾病诊断治疗指南, 科学出版社, 2022.